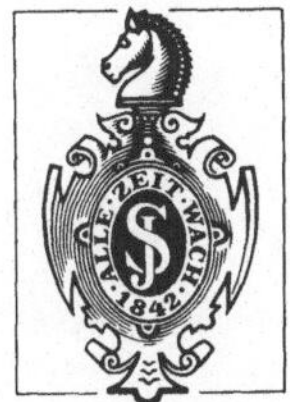

C. Y. Genton

Histopathologie des weiblichen Genitaltraktes

Mit 157 Abbildungen

Springer-Verlag Berlin Heidelberg GmbH 1983

Priv.-Doz. Dr. Claude Yves Genton
Institut für Pathologie der Universität Zürich,
Schmelzbergstraße 12, CH-8091 Zürich

ISBN 978-3-540-12481-8   ISBN 978-3-662-07787-0 (eBook)
DOI 10.1007/978-3-662-07787-0

CIP-Kurztitelaufnahme der Deutschen Bibliothek

Genton, Claude Y.:
Histopathologie des weiblichen Genitaltraktes /
C. Y. Genton. – Berlin ; Heidelberg ; New York :
Springer, 1983.

8700 Würzburg
2123/3130-543210

Inhaltsverzeichnis

I. Histopathologie der Vulva

Literatur

Boehm F, Morris JMcL (1971) Paget's disease and apocrine gland carcinoma of the vulva. Obstet Gynecol 38:185–192

Chamlian DL, Taylor HB (1972) Primary carcinoma of Bartholin's gland. A report of 24 patients. Obstet Gynecol 39:489–494

Charles AH (1972) Carcinoma of the vulva. Br Med J I:397–402

DiSaia PJ, Rutledge F, Smith JP (1971) Sarcoma of the vulva. Report of 12 patients. Obstet Gynecol 38:180–184

Hilliard GD, Massey FM, O'Toole RV (1979) Vulvar neoplasia in the young. Am J Obstet Gynecol 135:185–188

Iversen T, Aalders GJ, Christensen A et al. (1980) Squamous cell carcinoma of the vulva: a review of 424 patients, 1956–1974. Gynecol Oncol 9:271–279

Wade TR, Kopf AW, Ackermann AB (1979) Bowenoid papulosis of the genitalia. Arch Dermatol 115:306–308

Abb. 1. Lichen sclerosus et atrophicus. Diese Läsion der Vulva erscheint klinisch als Leukoplakie oder Kraurosis. Histologisch finden sich eine Hyperkeratose und Atrophie des Pflasterepithels, ein starkes Ödem mit Homogenisierung des Kollagens in der oberen Lederhaut und ein chronisches entzündliches Infiltrat. (85×)

Abb. 2. Bartholinische Drüse. Die Hauptausführungsgänge sind von einem Übergangsepithel ausgekleidet und von schleimbildenden Acini umgeben. Das Epithel kann gelegentlich eine Pflasterzellmetaplasie aufweisen. (135×)

Abb. 3. Chronische Bartholinitis. Das Übergangsepithel ist stellenweise abgeschilfert, kann auch ganz fehlen. Das Stroma ist dicht lympho-plasmozytär infiltriert. (210×)

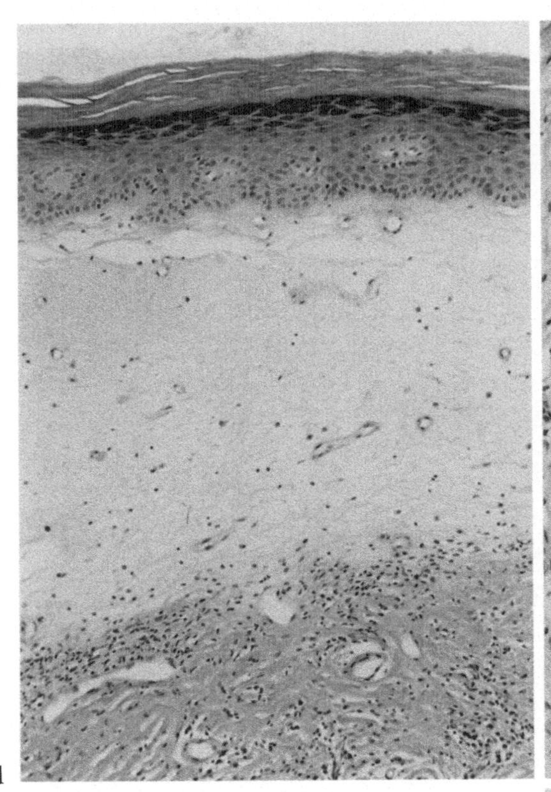

1

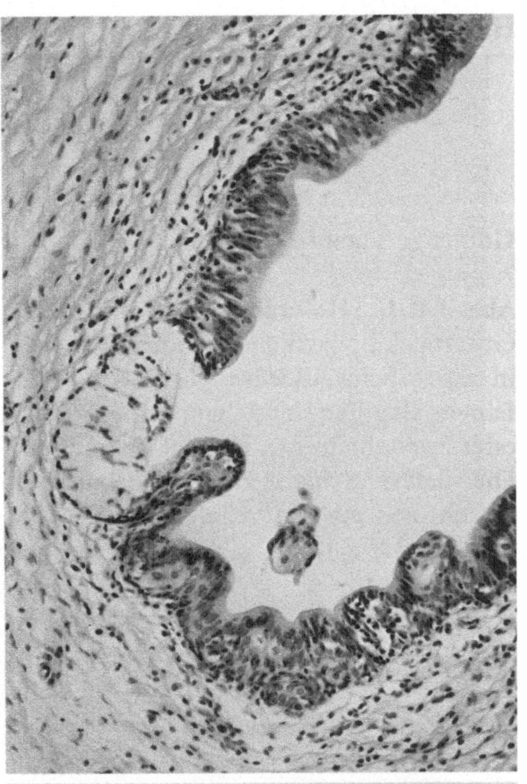

2

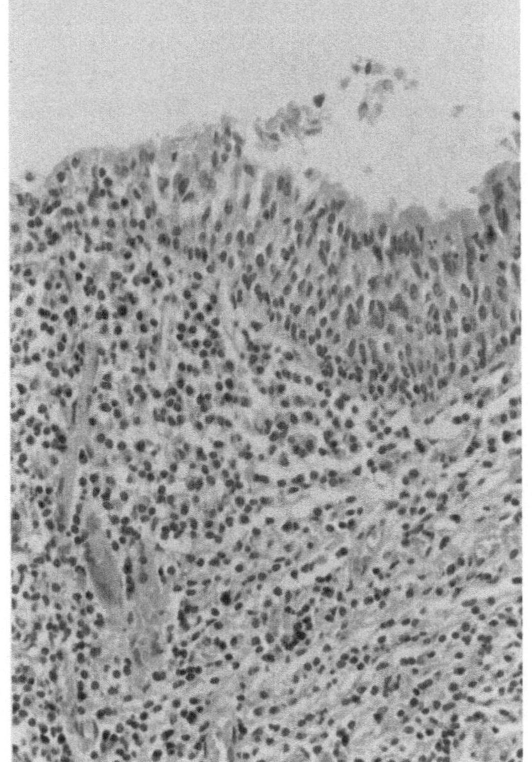

3

3

Gutartige Tumoren der Vulva

Abb. 4 A, B. Hidradenoma papilliferum.
Gutartiges apokrines Adenom, das sich
in einer Schweißdrüse entwickelt. Die
feinen Papillen sind von einem ein-
oder zweischichtigen Epithel überzogen.
Die tiefere Schicht, wenn vorhanden,
besteht aus myoepithelialen Zellen. (A:
85×; B: 335×)

Abb. 5 A, B. Granularzellmyoblastom.
(Abrikossoffscher Tumor, Granularzell-
schwannom). Der Tumor besitzt keine
Kapsel. Die Tumorzellen sind groß und
polygonal. Ihr Zytoplasma ist reichlich,
blaß und enthält eosinophile PAS-posi-
tive Granula. Die Zellgrenzen sind undeutlich. Die zentralgelegenen Kerne
sind klein, rund oder ovalär. Vereinzelte
Zellen sind mehrkernig. (A: 135×; B:
210×)

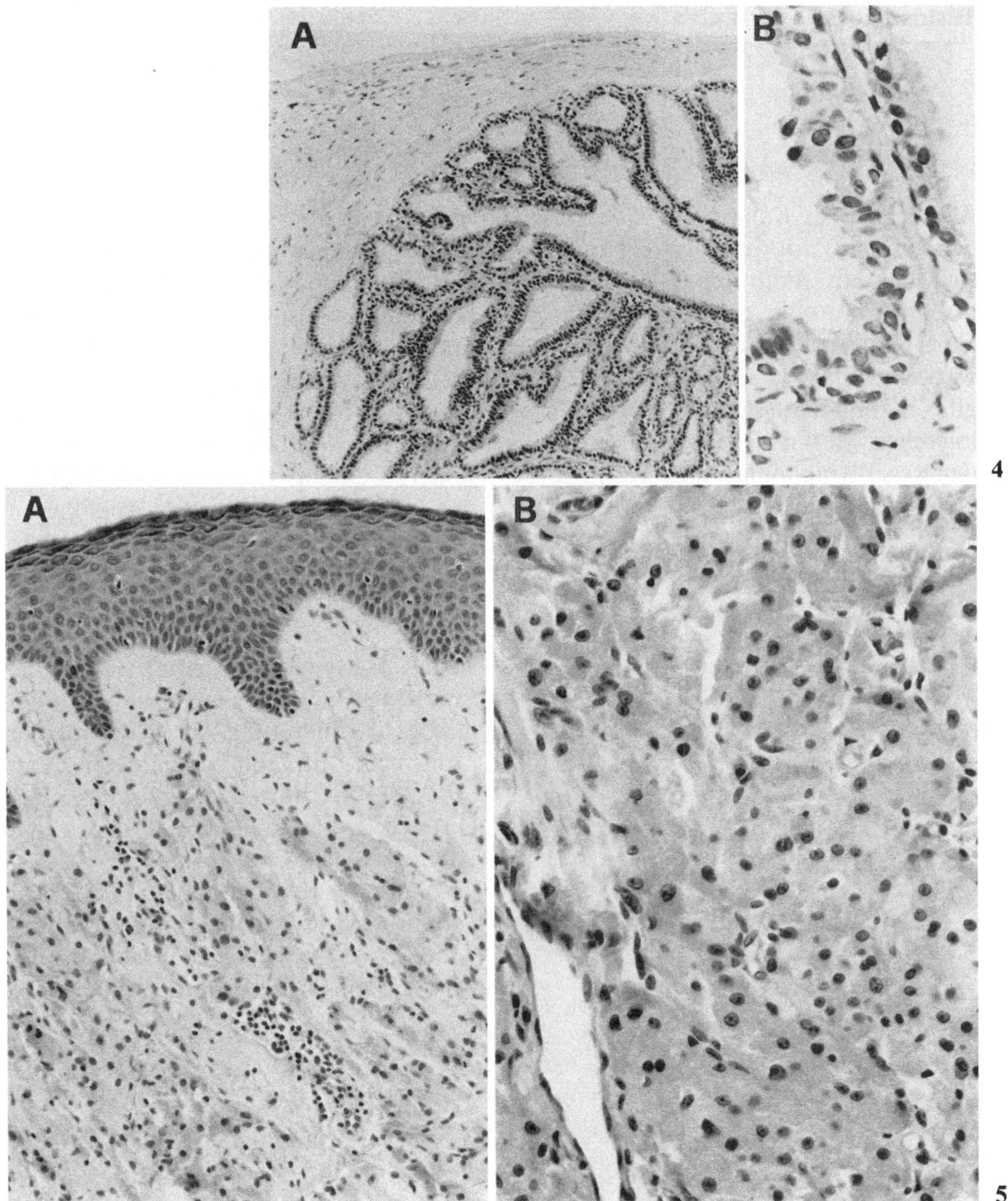

Abb. 6. Spitzes Kondylom. (Condyloma acuminatum). Morphologisch handelt es sich um ein Akanthopapillom, häufig multipel, mit oder ohne Hyperkeratose. Für die spezifische Diagnose dieser wahrscheinlich viral bedingten Läsion gibt es keine pathognomonischen histologischen Merkmale. Das Stroma ist in der Regel lymphoplasmozytär infiltriert. (135×)

Abb. 7. Spitzes Kondylom bei Status nach Behandlung mit Podophyllin. Podophyllin wird für die lokale Behandlung von spitzen Kondylomen gebraucht. Diese Substanz beeinflußt die G2-Phase des Zellzyklus und führt zu einem Mitosestillstand in der Metaphase. Diese zytotoxische Wirkung führt zu einem dysplastischen Zellbild, das bis zu 6 Wochen nach Applikation des Medikamentes bestehen bleiben kann. (135×)

Abb. 8. Bowenoide Papulose (23jährige Frau). Diese möglicherweise viral bedingte Veränderung ist histologisch nicht vom intraepithelialen Karzinom bzw. Morbus Bowen abzugrenzen. Die Differentialdiagnose kann nur klinisch erfolgen. Diese multizentrische Läsion im genito-cruralen-analen Bereich kommt vorwiegend bei jungen Patientinnen vor. Das therapeutische Vorgehen ist z. Z. sehr umstritten. (135×)

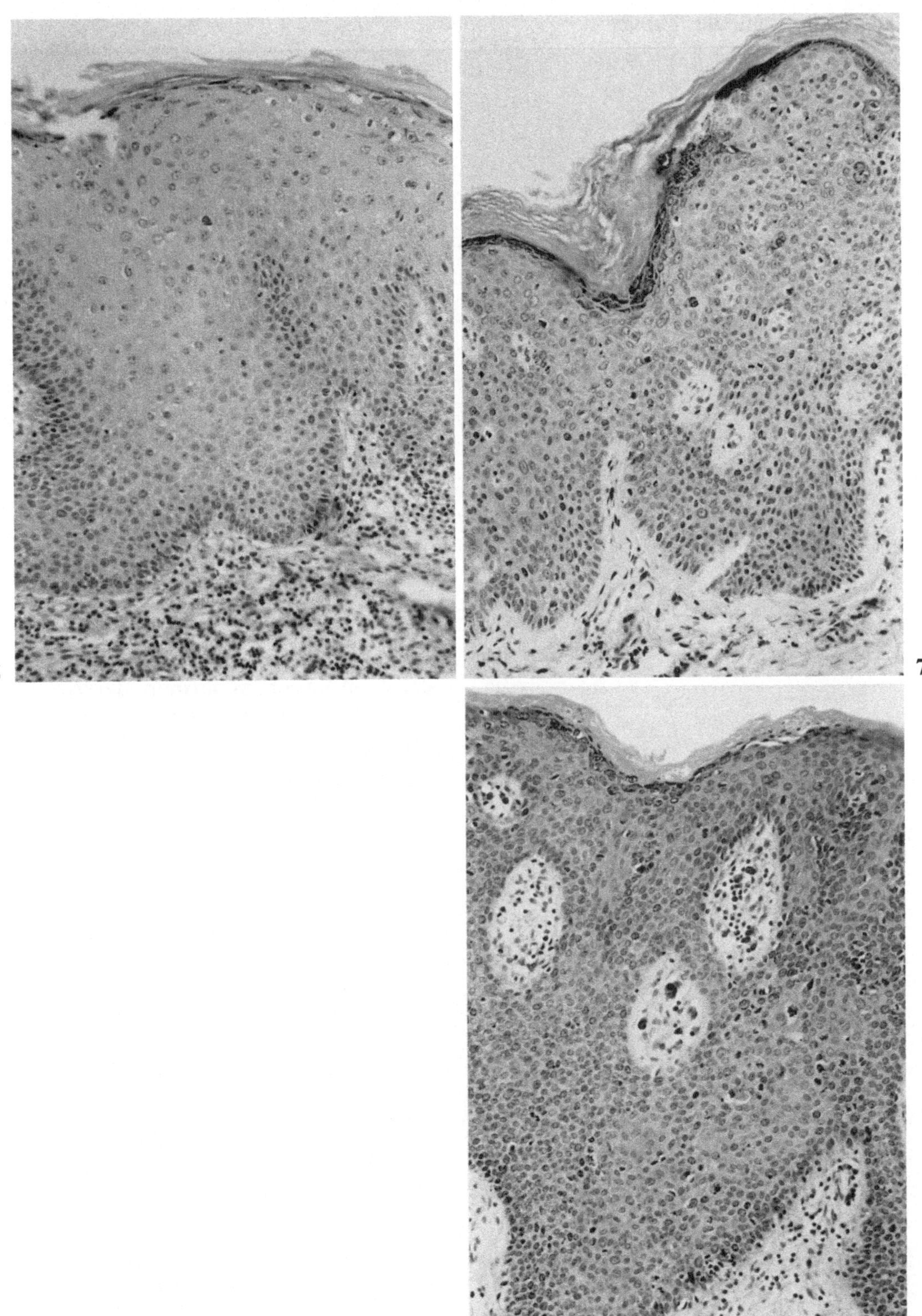

Abb. 9. Intraepitheliales Karzinom. (Carcinoma in situ). Das Pflasterepithel weist Zell- und Kernatypien in allen Schichten auf. Eine gewisse Schichtung des Epithels bleibt trotz gestörter Ausreifung der Zellen erhalten. (135×)

Abb. 10. Morbus Paget. Vorwiegend in den basalen und parabasalen Abschnitten der Epidermis finden sich sogenannte Pagetzellen. Diese Zellen sind groß und rund, besitzen einen vesikulären basophilen Kern und ein blaßes vakuolisiertes Zytoplasma. Die Pagetzelle enthält verschiedene Mukopolysaccharide und färbt sich mit der PAS-Färbung.

Im Gegensatz zum Morbus Paget der Mamille, bei welchem fast ausnahmslos ein duktales Karzinom der Brustdrüse vorliegt, findet man beim Morbus Paget der Vulva nur in etwa 25–40% der Fälle ein darunter liegendes Adenokarzinom, das von einer apokrinen Drüse ausgeht. Meistens handelt es sich beim Morbus Paget der Vulva um ein multifokales primäres intraepitheliales Karzinom. (335×)

Abb. 11A, B. Morbus Bowen. Der Morbus Bowen ist ein besonderer Typ des intraepithelialen Karzinoms, das nach langer Latenzzeit in ein invasives Karzinom übergehen kann.

Das Pflasterepithel ist akanthotisch, oft hyperkeratotisch, und seine Schichtung ist weitgehend aufgehoben. Mitosen finden sich in allen Schichten des Epithels. (A: 105×)

Recht typisch sind die sogenannten „clumping cells", die mehrkernigen Zellen sowie die Einzelzellverhornung. (B: 335×)

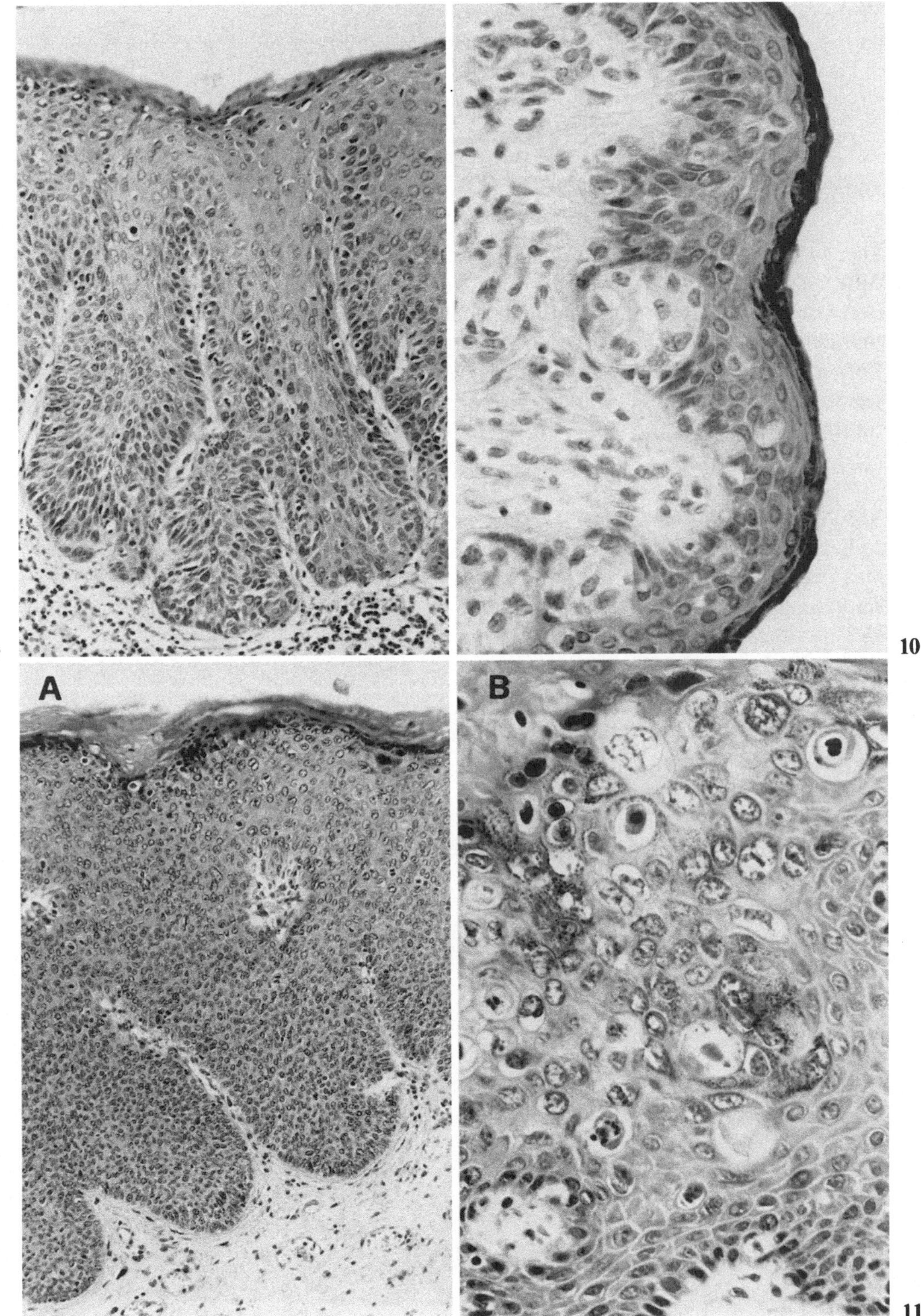

9

10

A

B

11

Maligne Tumoren der Vulva

Das häufigste Malignom der Vulva ist das Pflasterzellkarzinom, das oft sehr gut differenziert ist. Die Vulvakarzinome kommen vorwiegend bei älteren Patientinnen vor. Adenokarzinome, maligne Melanome und Sarkome sind seltene Vulvamalignome.
Ferner kann die Vulva Sitz von Metastasen sein. Portio- und Corpuskarzinome sowie Hypernephrome und Choriokarzinome sind dann die häufigsten Primärtumoren.

Abb. 12. Hochdifferenziertes Pflasterzellkarzinom. Die Infiltration des Stromas erfolgt durch kleine epitheliale Zapfen, die oft eine zentralgelegene Hornperle aufweisen. In der Regel besitzen die Kerne der Tumorzellen prominente Nukleolen. (85×)

Abb. 13. Wenig differenziertes Pflasterzellkarzinom. Das Tumorgewebe ist solid gebaut, teils spindelzellig, ohne erkennbare Verhornung. (210×)

Abb. 14. Adenokarzinom. Seltene Geschwulst der Vulva, die sich in der Bartholinischen Drüse oder in anderen Schleimdrüsen der Introitusgegend entwickeln kann. (210×)

Abb. 15. Fibrosarkom. Undifferenziertes solides Tumorgewebe mit zahlreichen Mitosen. Die Zellen sind spindelförmig mit spärlichem Zytoplasma und polymorphen Kernen. (335×)

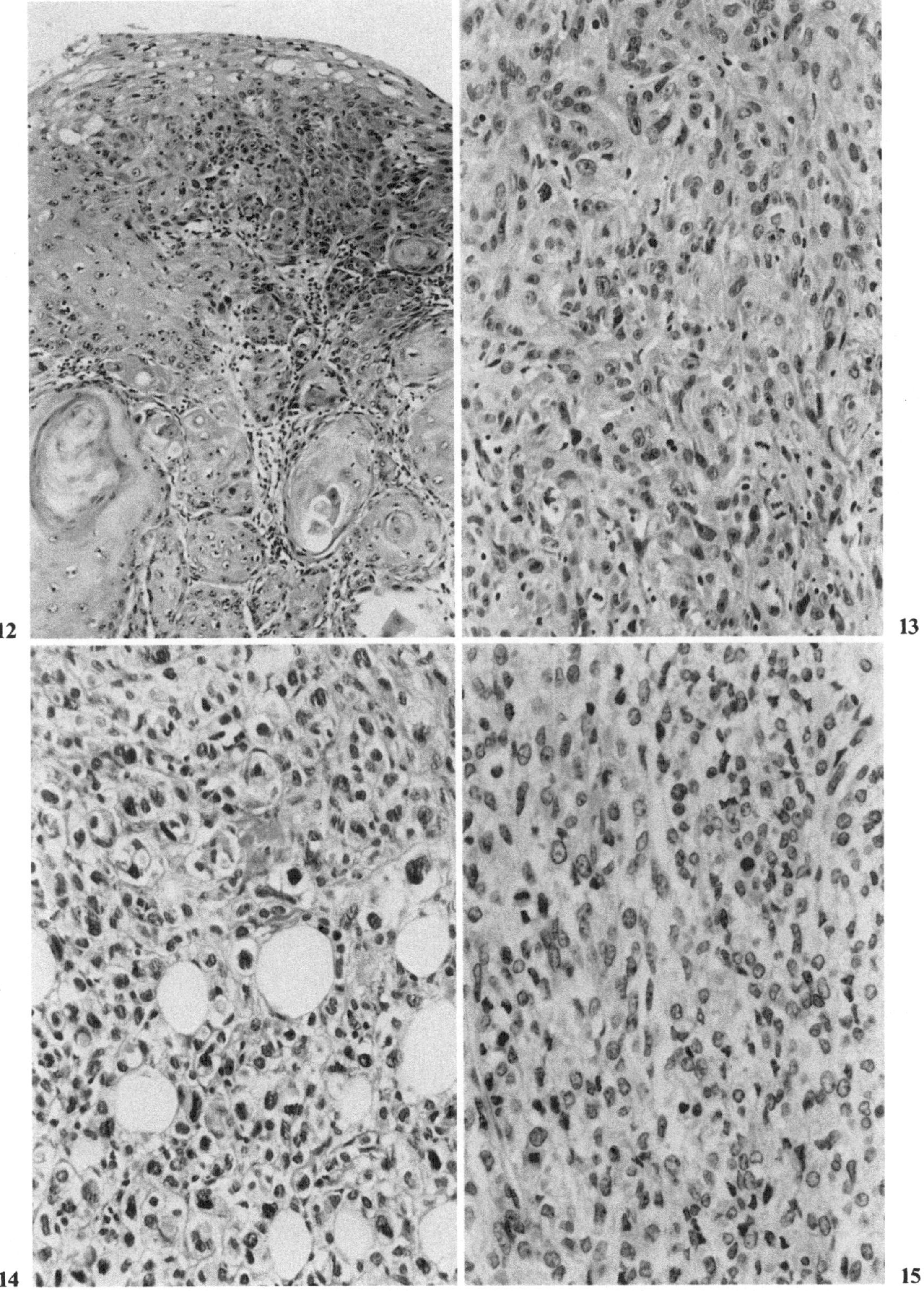

12
13
14
15

II. Histopathologie der Vagina

Literatur

Bibbo M, Gill WB, Azizi F et al. (1977) Follow-up study of male and female offspring of DES-exposed mothers. Obstet Gynecol 49:1–8

Davos I, Abell MR (1976) Sarcomas of the vagina. Obstet Gynecol 47:342–350

Perez CA, Arneson AN, Galaktos A et al. (1973) Malignant tumors of the vagina. Cancer 31:36–44

Robboy SJ, Scully RE, Welch WR et al. (1977) Intrauterine diethylstilbestrol exposure and its consequences. Arch Pathol Lab Med 101:1–5

Abb. 16. Normale Vaginalschleimhaut (geschlechtsreife Frau). Die Vagina ist von einem Pflasterepithel ausgekleidet, das eine deutliche Wabenzellschicht mit glykogenhaltigen Zellen aufweist. Eine geringe parakeratotische Verhornung ist gelegentlich vorhanden. (210×)

Abb. 17. Vaginalschleimhaut (2jähriges Mädchen). Das Pflasterepithel besteht nur aus wenigen Zellschichten. Im zarten Stroma sind zahlreiche dünnwandige Blutgefäße erkennbar. (210×)

Abb. 18. Vaginalschleimhaut (Frau in der Postmenopause). Die Vagina ist von einem niedrigen atrophischen Pflasterepithel ausgekleidet. Die Wabenzellschicht fehlt, es gibt keine glykogenhaltigen Zellen. Infolgedessen fällt die Schillersche Iodprobe negativ aus. (210×)

Abb. 19. Vaginaladenose. Statt überall von einem Pflasterepithel überzogen zu sein, ist die Vaginalschleimhaut stellenweise von einem einschichtigen schleimbildenden Drüsenepithel bedeckt. Auch im Stroma können sich Drüsenschläuche befinden, die vom gleichen Epithel ausgekleidet sind.
Besonders häufig ist diese Läsion bei denjenigen Frauen, die eine Diethyl-Stilboestrol-Exposition in utero hatten. Die Vaginaladenose könnte die Grundlage für die Entwicklung eines hellzelligen Adenokarzinoms der Vagina darstellen. (135×)

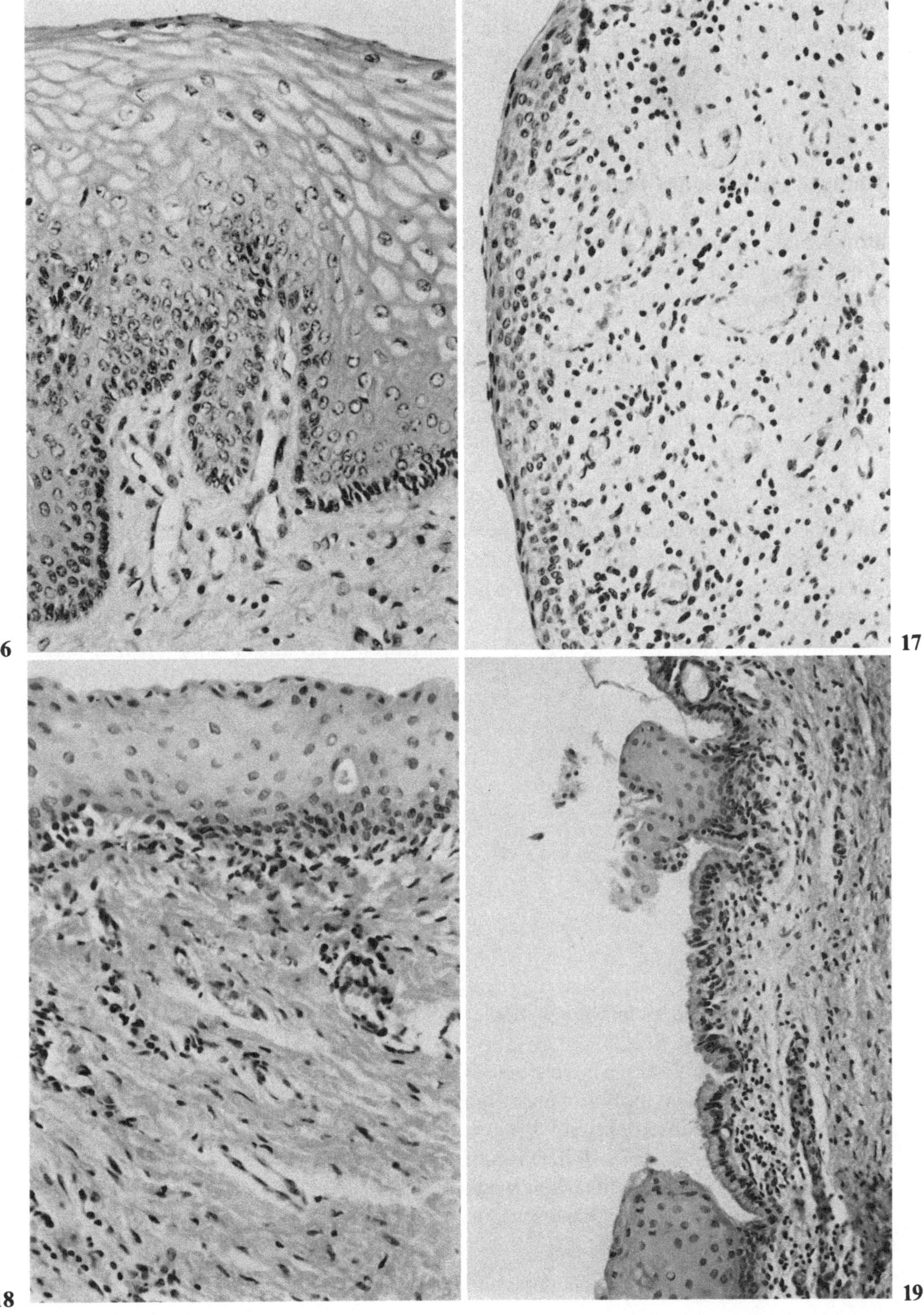

16
17
18
19

Maligne Tumoren der Vagina

Primäre Vaginalkarzinome sind selten und praktisch immer Pflasterzellkarzinome. Die Mehrzahl der beobachteten Adenokarzinome waren hellzellig und kamen bei jungen Frauen vor, deren Mütter während der Schwangerschaft mit Stilboestrol behandelt wurden.
Vaginalmetastasen sind viel häufiger als die primären Vaginaltumoren. Die wichtigsten Malignome, die Vaginalmetastasen setzen sind: das Zervixkarzinom, das Korpuskarzinom, das Choriokarzinom, das Ovarialkarzinom sowie das Nierenkarzinom.

Abb. 20. Vaginalmetastase eines Korpuskarzinoms. Teils exophytisch wachsendes Tumorgewebe, das solide und papilläre Bezirke aufweist. (210×)

Abb. 21. Primäres Pflasterzellkarzinom. Das mäßig differenzierte Tumorgewebe infiltriert ein stark lymphozytär durchsetztes Stroma. Die Tumorzellen sind in kleinen Verbänden angeordnet, weisen polymorphe Kerne mit großen Nukleolen auf. Manche Tumorzellen zeigen eine gewisse Verhornung. (135×)

Abb. 22A, B. Primäres malignes Melanom der Vagina. In dieser Lokalisation ist das maligne Melanom ein sehr seltener Primärtumor. Das polymorphzellige Tumorgewebe wächst teils in breiten soliden Strängen (A), teils vollkommen dissolut (B). In den Randbezirken weist das Pflasterepithel eine ausgeprägte junktionelle Aktivität auf (B). (A: 335×; B: 135×)

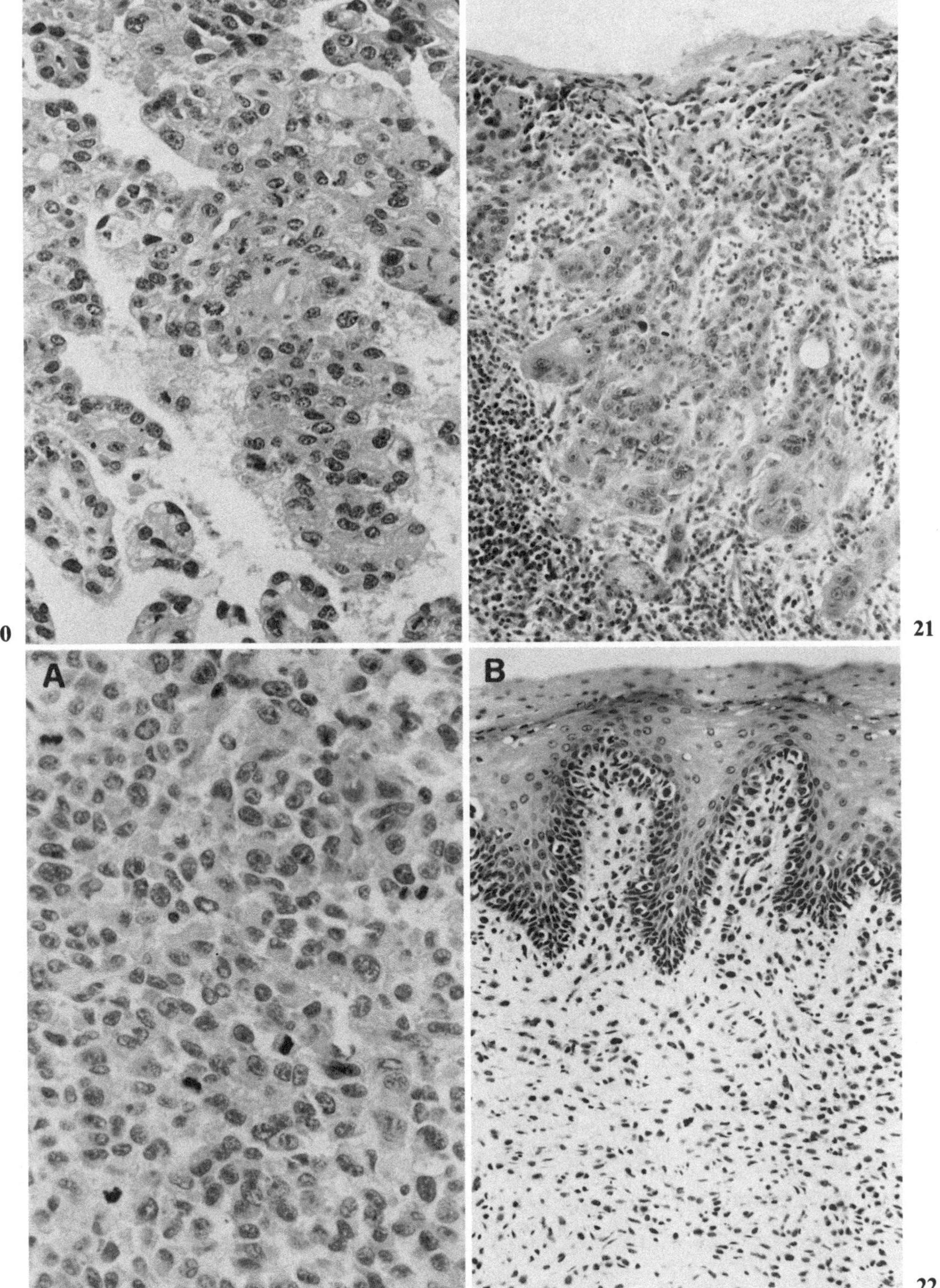

20
21
A
B
22

III. Histopathologie der Cervix Uteri

Literatur

Burghardt E (1972) Histologische Frühdiagnose des Zervixkrebses. Lehrbuch und Atlas. Thieme, Stuttgart

Genton CY (1974) Adenoid cystic carcinoma of the uterine cervix. Obstet Gynecol 43:905–908

Herbst AL, Robboy SJ, Scully RE et al. (1974) Clear-cell adenocarcinoma of the vagina and cervix in girls: an analysis of 170 registry cases. Am J Obstet Gynecol 119:713–723

Lohe KJ (1978) Early squamous cell carcinoma of the uterine cervix. I. Definition and histology. Gynecol Oncol 6:10–30

Abb. 23. Normales Portioepithel. Basal-, Parabasal-, Intermediär- und Wabenzellschicht mit ungestörter Ausreifung. Die Zellen der Wabenzellschicht enthalten reichliches Glykogen und sind für die Positivität der Schillerschen Iodprobe verantwortlich. (210×) Kolposkopisch: kein pathologischer Befund.

Abb. 24. Scharfe Grenze zwischen normalem und abnormem Portioepithel. Das abnorme Epithel zeigt hier eine Stachelzellschicht bei fehlender Wabenzellschicht sowie eine parakeratotische Verhornung. Ein abnormes, dysplastisches oder atypisches Epithel ist immer scharf abgegrenzt von seiner Umgebung im Gegensatz zu reaktiven, z.B. entzündlich bedingten Veränderungen. (210×) Kolposkopisch: Scharfrandigkeit, iodnegativer Bezirk.

Abb. 25. Abnormes Portioepithel. Keine Wabenzellschicht, dafür aber eine stark entwickelte Stachelzellschicht und orthokeratotische Verhornung. (270×) Kolposkopisch: Leukoplakie.

Abb. 26. Leicht dysplastisches Portioepithel. Verbreitung der Parabasalschicht wegen Verzögerung der Ausreifung, vereinzelte Mitosen im unteren Drittel des Epithels, vergrößerte Kerne vorwiegend in den Parabasal- und Intermediärschichten. (335×)

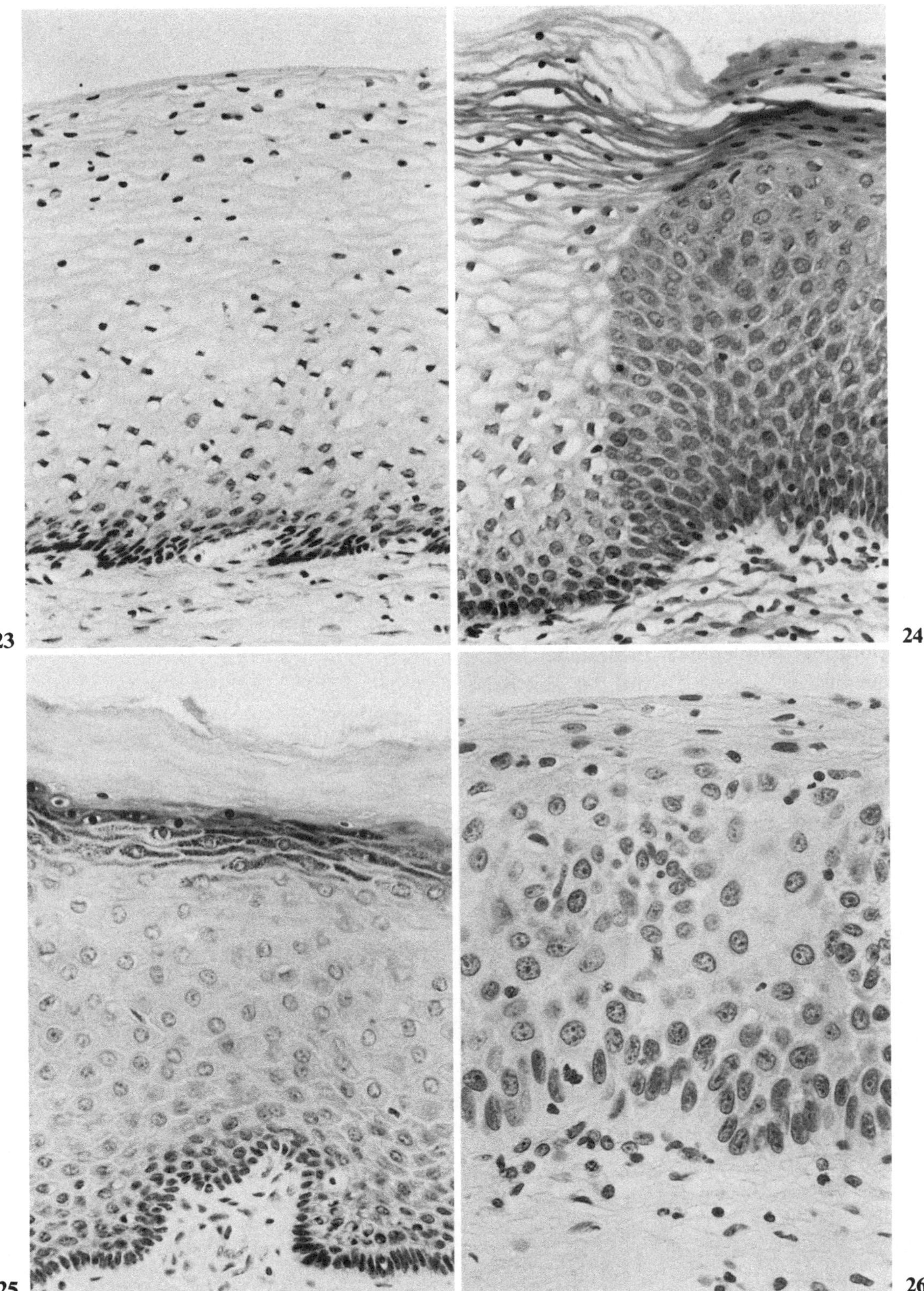

23 24

25 26

Abb. 27. Mittelschwere Dysplasie des Portioepithels. Starke Verzögerung der Ausreifung der Plattenepithelien, vergrößerte Zellkerne mit vergröbertem Chromatin und plumpen Nukleolen in den Parabasal- und Intermediärschichten. Mitosen in den unteren ⅔ des Epithels. (270×)

Abb. 28. Schwere Dysplasie des Portioepithels. Nur die obersten Schichten des Epithels weisen eine gewisse Ausdifferenzierung auf, hier mit orthokeratotischer Verhornung. Stark vergrößerte Zellkerne mit grobem Chromatin und plumpen Nukleolen; zahlreiche Mitosen bis ins oberste Drittel des Epithels. (335×)

Abb. 29. Atypisches Portioepithel, Carcinoma in situ. Die Schichtung des Epithels ist aufgehoben; starke Verschiebung der Kern-Plasmarelation zugunsten des Kernes; Mitosen (auch pathologische) in allen Schichten. Kein Durchbruch der Basalmembran. (335×)

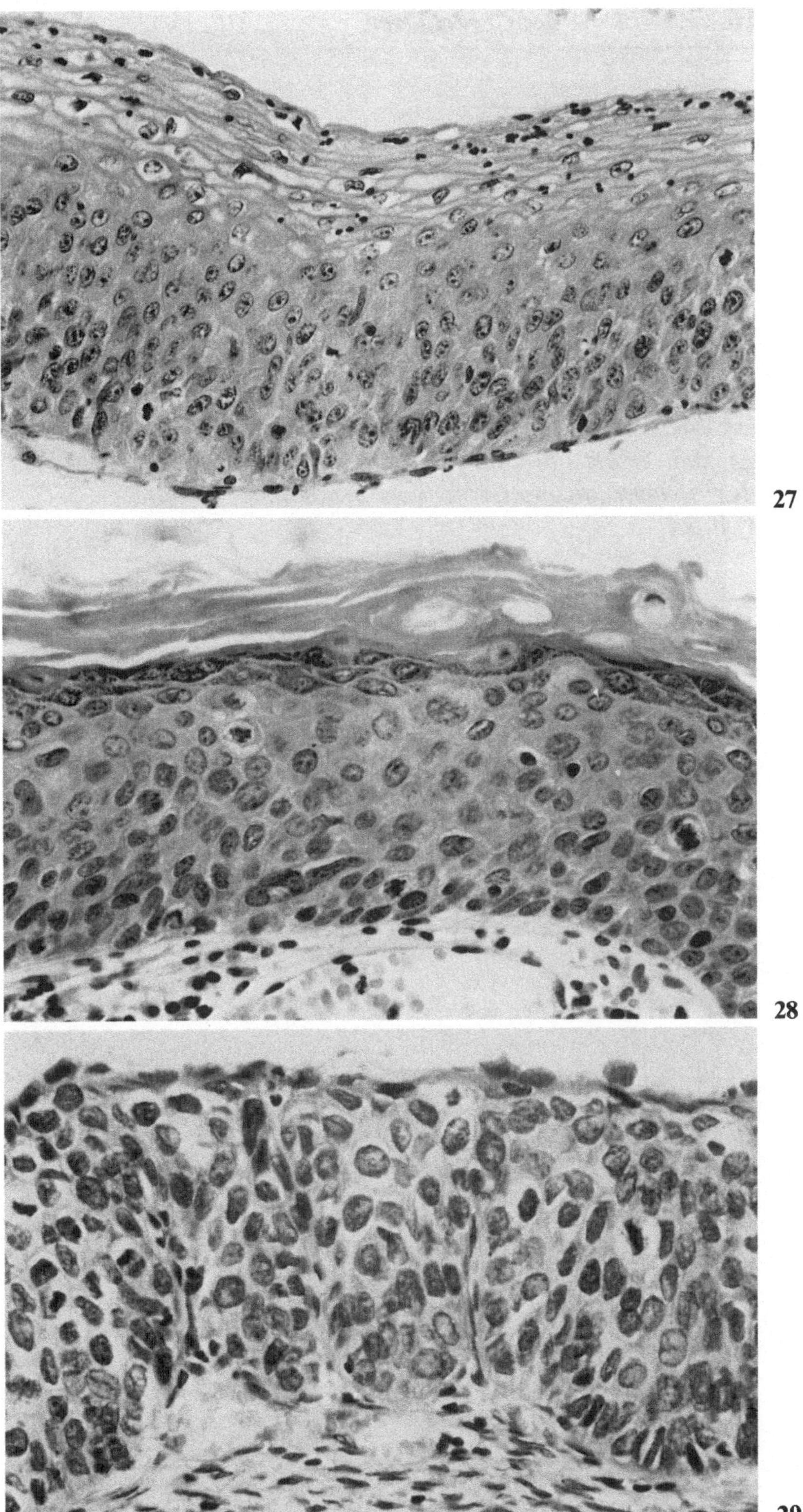

27

28

29

Abb. 30. Mikroinvasives Portiokarzinom. (Auch sogenanntes „mikroinvasives Carcinoma in situ"). Herdförmiger Durchbruch der Basalmembran durch kleine Tumorzellverbände, die in ein stark aufgelockertes und lymphozytär infiltriertes Stroma vorwachsen. Typisch ist der relativ hoher Ausreifungsgrad der invasiv wachsenden Tumorzellen. (210×)

Abb. 31. Mikrokarzinom der Portio Stadium Ia. Das infiltrativ wachsende Tumorgewebe (▷) überschreitet nicht die 5 mm Grenze in der Tiefe und weist eine maximale Flächenausdehnung von 10×10 mm auf. Links im Bild (▶), eine mit nicht infiltrativ wachsenden atypischen Plattenepithelien ausgefüllte Cervixdrüse. Im Stadium Ia finden sich Lymphknotenmetastasen in 1–2% der Fälle. (33×)

Abb. 32. Invasionsfront eines Mikrokarzinoms. Das Stroma ist aufgelockert, stark lymphozytär infiltriert. Die Tumorzellen weisen typischerweise einen relativ hohen Ausreifungsgrad auf. (135×)

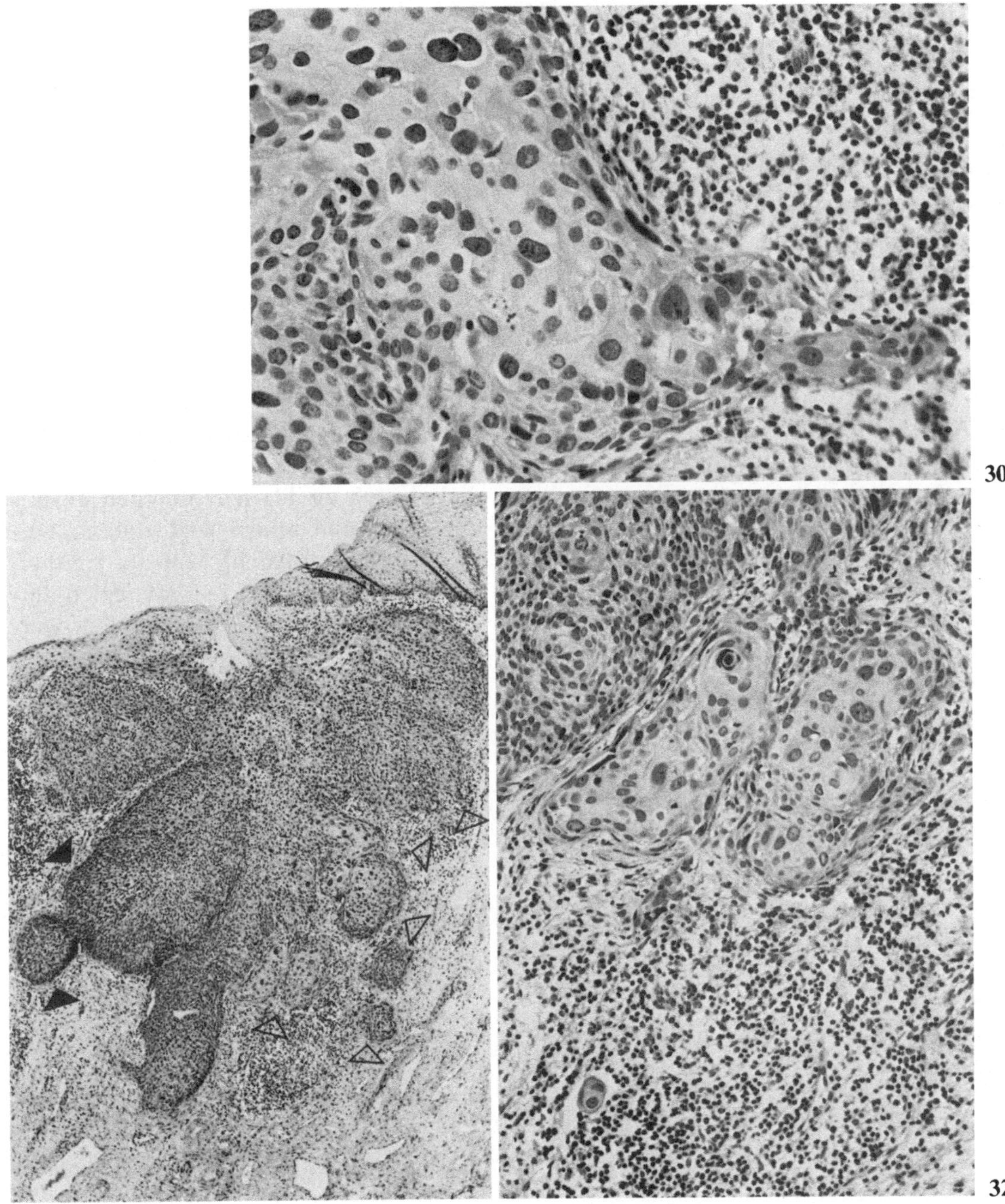

30

31

32

25

Abb. 33. Normale Cervixdrüse. Ein-schichtiges hochzylindrisches Epithel mit basalständigen Kernen und reich-lichem PAS und Alcian blau positivem Schleim. (335×)

Abb. 34. Reservezellhyperplasie. Unter-halb des schleimbildenden Epithels fin-det sich eine Schicht Reservezellen. Diese können auch mehrere Schichten bilden und sich langsam zu Platten-epithelien ausdifferenzieren (Pflaster-zellmetaplasie).
Kolposkopisch: Umwandlungszone (335×)

Abb. 35. Weitgehend ausgereifte Pfla-sterzellmetaplasie. Die Reservezellen haben sich zu Plattenepithelien ausdif-ferenziert und bilden jetzt eine eindeu-tige Stachelzellschicht. Auf der Epithel-oberfläche sind die Zylinderzellen im-mer noch erkennbar. Mit der Zeit wer-den sie abgeschilfert.
Kolposkopisch: Umwandlungszone (335×)

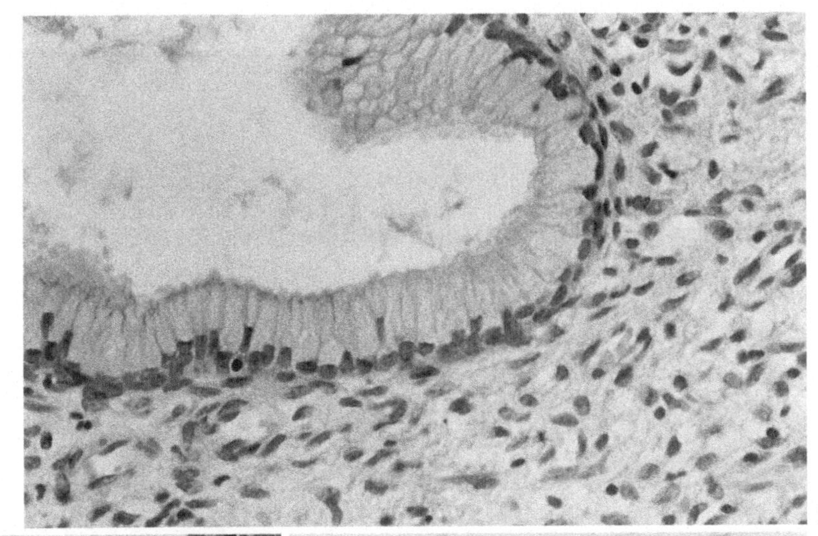

33

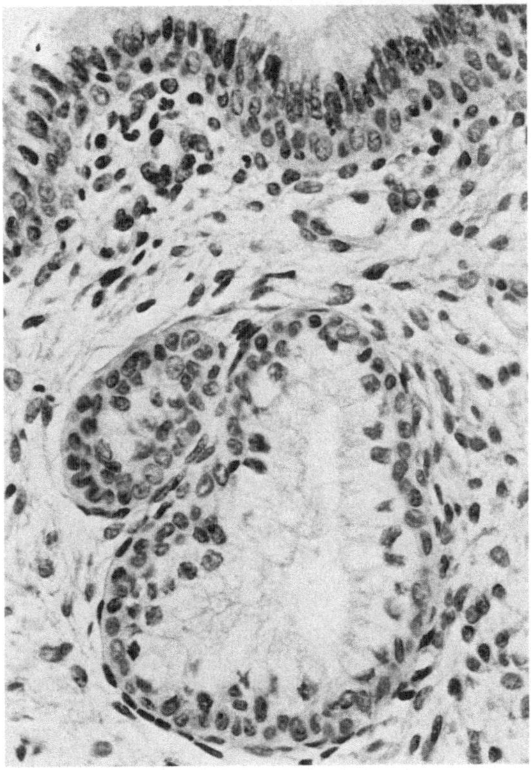

34

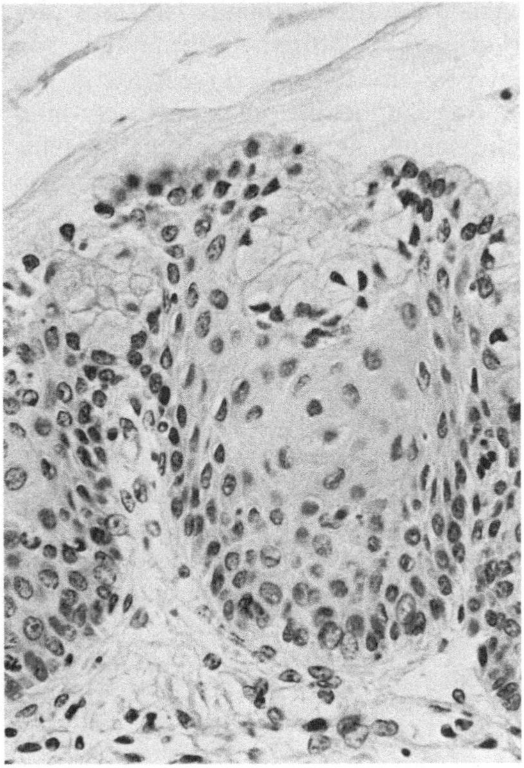

35

Abb. 36. Atypisches Drüsenepithel der Cervix. (Adenocarcinoma in situ). Mehrreihiges zylindrisches Epithel, dessen Zellen große polymorphe Kerne mit grobem Chromatin aufweisen. Vereinzelte Mitosen, auch atypische sind vorhanden. (335×)

Abb. 37. Adenocarcinoma in situ der Cervix. Die Drüsenschläuche sind von atypischen Zellen ausgekleidet. Die Kerne sind groß, polymorph, chromatinreich. Noch kein infiltratives Wachstum. Solche Läsionen kommen selten isoliert vor. Meistens sind sie assoziiert mit einem Pflasterzellkarzinom, evtl. in situ, oder mit einem Adenokarzinom. (210×)

Abb. 38. Gut differenziertes Adenokarzinom der Cervix. Karzinomatöse Drüsenschläuche in einem aufgelockerten lympho-plasmozytär infiltrierten Stroma. Die Tumorzellen enthalten meistens Alcian blau positiven Schleim. (335×)

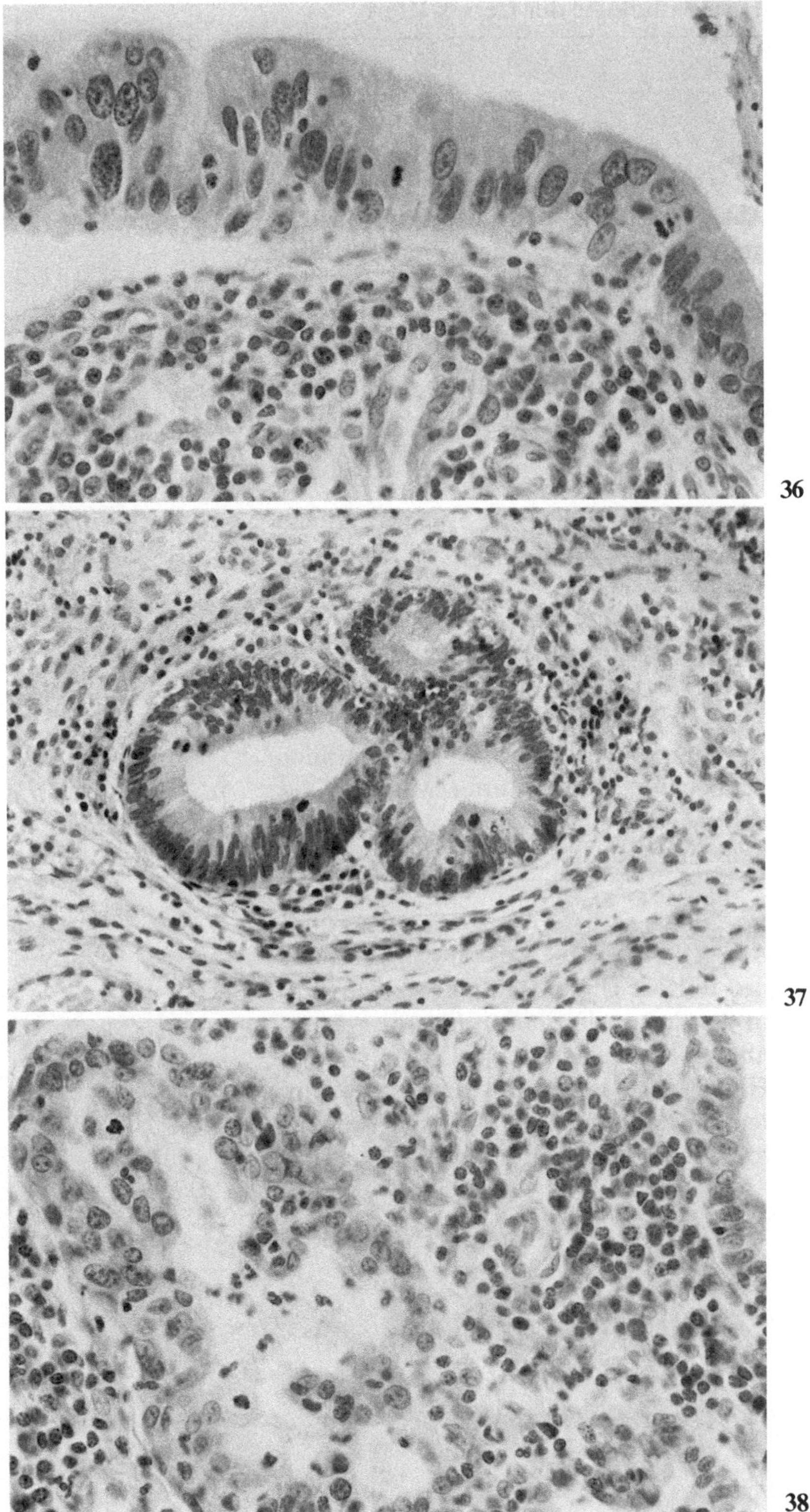

36

37

38

Abb. 39. Mäßig differenziertes großzelliges Pflasterzellkarzinom. Breite Stränge von Tumorzellen mit Verhornung einzelner Zellen. Die Kerne sind polymorph und weisen großen Nukleolen auf. Mitosen, auch pathologische, sind zahlreich. (335×)

Abb. 40. Hellzelliges Adenokarzinom der Portio. Die Drüsenschläuche sind von wasserklaren glykogenhaltigen Tumorzellen ausgekleidet (Differentialdiagnose gegenüber einer Metastase eines Nierenkarzinoms!). (335×)
Vornehmlich in den USA wurden solche Tumoren bei jungen Patientinnen beobachtet, deren Mütter während der Schwangerschaft mit Diethyl-Stilboestrol behandelt worden waren.

Abb. 41. Adenoid-zystisches Karzinom der Portio. Ungewöhnliche Geschwulst in der Portio, die stark infiltrativ wächst, aber selten metastasiert.
Histologisch ist sie mit dem sogenannten „Zylindrom" der Speicheldrüsen identisch. (85×)

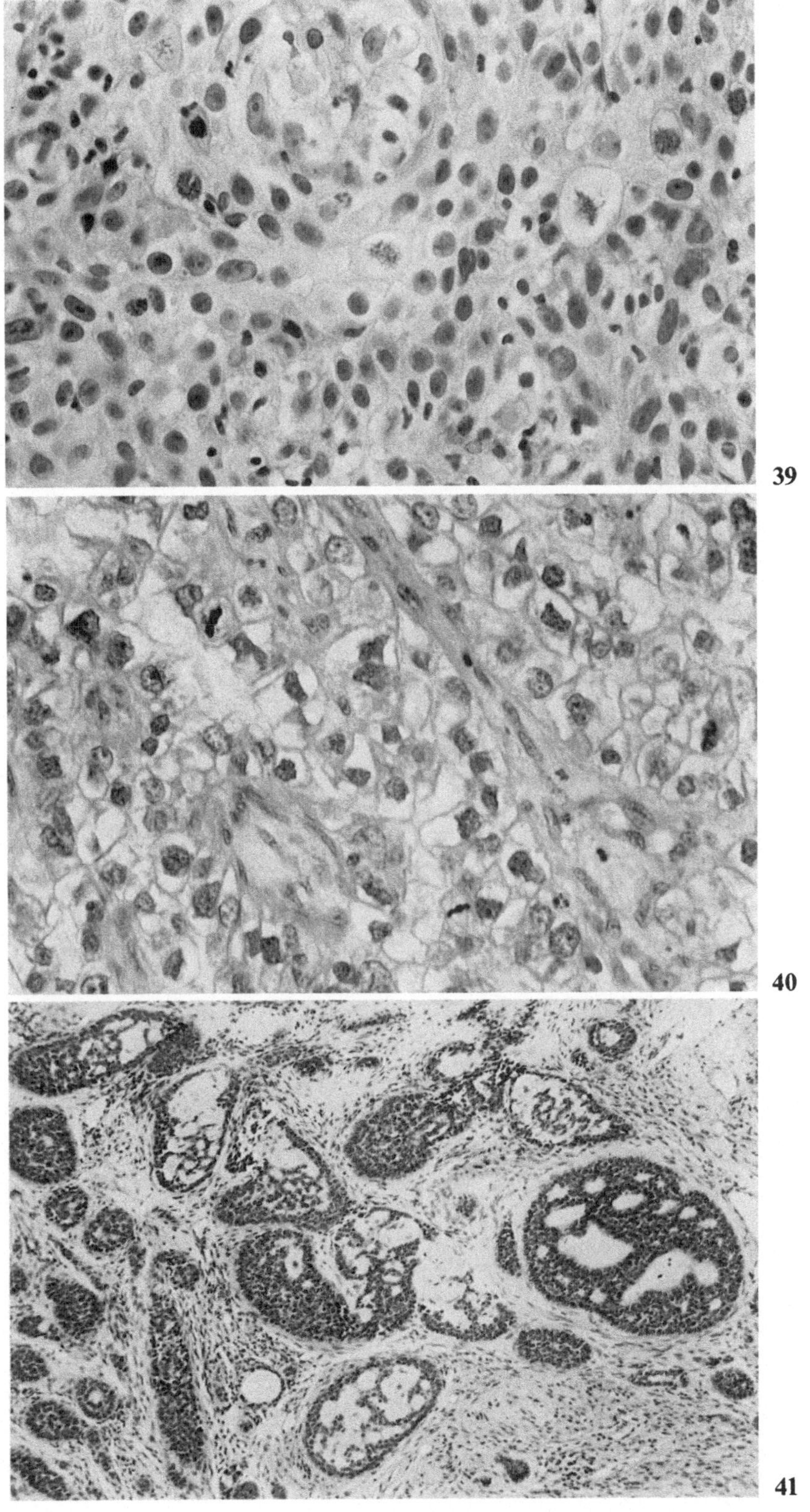

39

40

41

Abb. 42. Chronische erosive Cervicitis follicularis. Erosion der Portiooberfläche, dichte lympho-plasmozytäre Infiltration des Stromas mit Bildung von Lymphfollikeln. (67×)

Abb. 44. Deziduale Umwandlung der Cervixmucosa. Während der Schwangerschaft können die Stromazellen eine deziduale Umwandlung aufweisen. Die Zellen sind stark vergrößert und haben deutliche Zellgrenzen. Das Zytoplasma ist eosinophil, die Kerne sind etwas unregelmäßig groß. (210×)

Abb. 43. Endometriose der Portio. Unterhalb des Portioepithels sekretorisch umgewandelte endometriale Drüsenschläuche, die von einem zytogenen Stroma umgeben sind. (135×)

Abb. 45. Mikroglanduläre Hyperplasie der Zervixdrüsen. Sie kommt vorwiegend bei der Einnahme von Ovulationshemmern vor. Die Drüsenschläuche liegen eng aneinander, das Epithel ist mehrreihig bis mehrschichtig, die Kerne sind unregelmäßig groß, aber die Kern-Plasma-Relation bleibt erhalten. Das spärliche Stroma ist entzündlich infiltriert. (210×)
DD: Adenokarzinom!

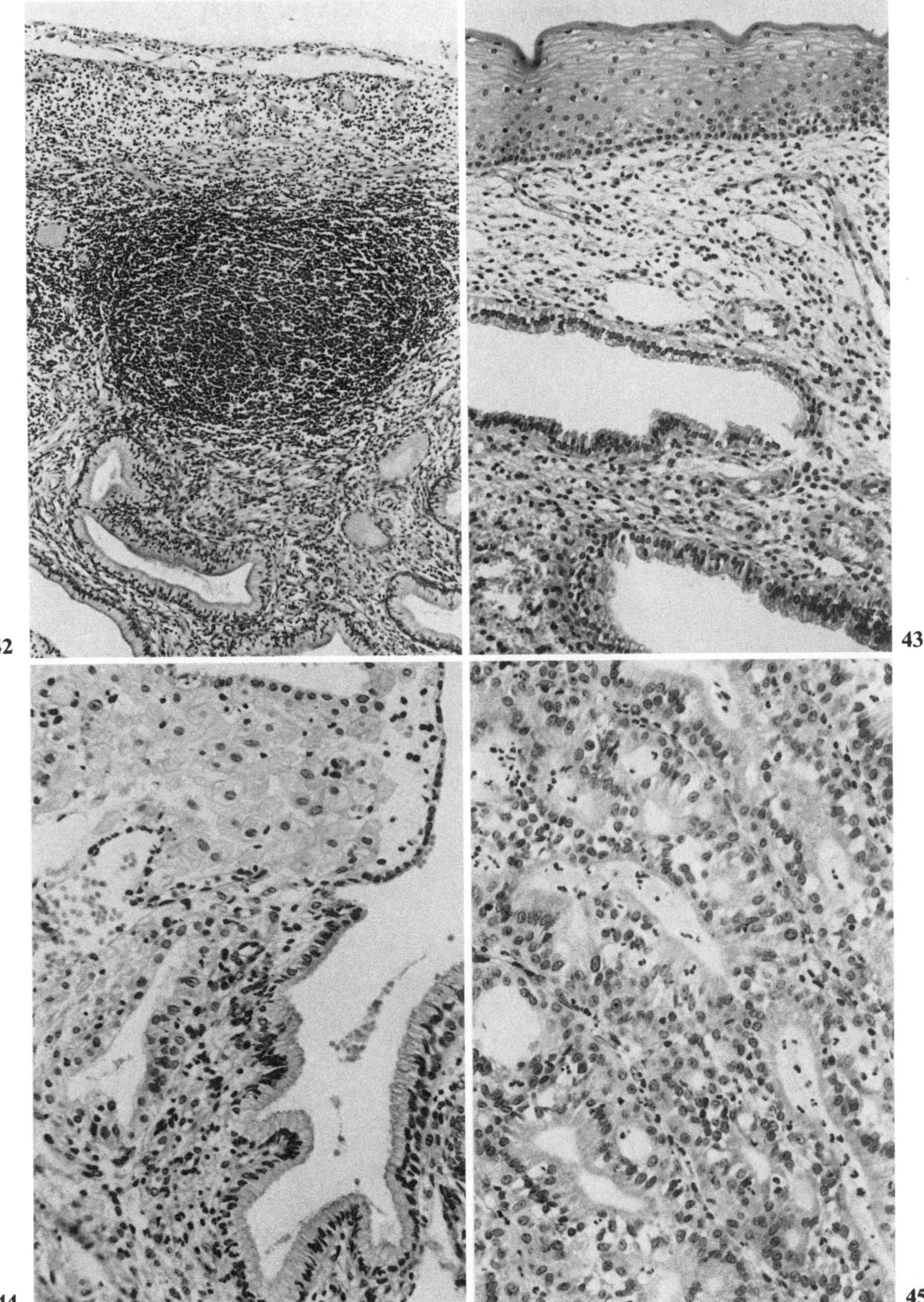

42

43

44

45

IV. Histopathologie des Endometriums

Literatur

Böcker W, Stegner H-E (1975) A light and electron microscopic study of endometrial sarcomas of the uterus. Virchows Arch [Pathol Anat] 368:141–156

Dallenbach-Hellweg G (1969) Endometrium. Pathologische Histologie in Diagnostik und Forschung. Springer, Berlin Heidelberg New York

Kempson RL, Bari W (1970) Uterine sarcomas. Classification, diagnosis and prognosis. Hum Pathol 1:331–349

Kurman RJ, Scully RE (1976) Clear cell carcinoma of the endometrium. An analysis of 21 cases. Cancer 37:872–882

Silverberg SG, Bolin MG, DeGiorgi LS (1972) Adenoacanthoma and mixed adenosquamous carcinoma of the endometrium. Cancer 30:1307–1314

Abb. 46 A, B. Normales Endometrium, mittlere Proliferationsphase. Das Endometrium ist mittelhoch. Die Drüsenschläuche sind eng und verlaufen gerade, senkrecht zur Oberfläche.
Das Drüsenepithel ist hochzylindrisch, die Kerne sind mehrreihig, chromatinreich. Es sind einige Mitosen erkennbar. Das Stroma ist geringgradig ödematös aufgelockert. (A: 85×; B: 335×)

Abb. 47 A, B. Normales Endometrium, frühe Sekretionsphase. Das histologische Bild entspricht dem 3. Tag nach der Ovulation.
Die Drüsenschläuche sind geschlängelt, das Stroma ist aufgelockert.
Das Drüsenepithel ist hochzylindrisch, und alle Zellen weisen basal gelegene Sekretionsvakuolen auf, die Glykogen enthalten und die Kerne gegen das Lumen verdrängen. Mitosen sind nicht mehr nachweisbar. (A: 85×; B: 335×)

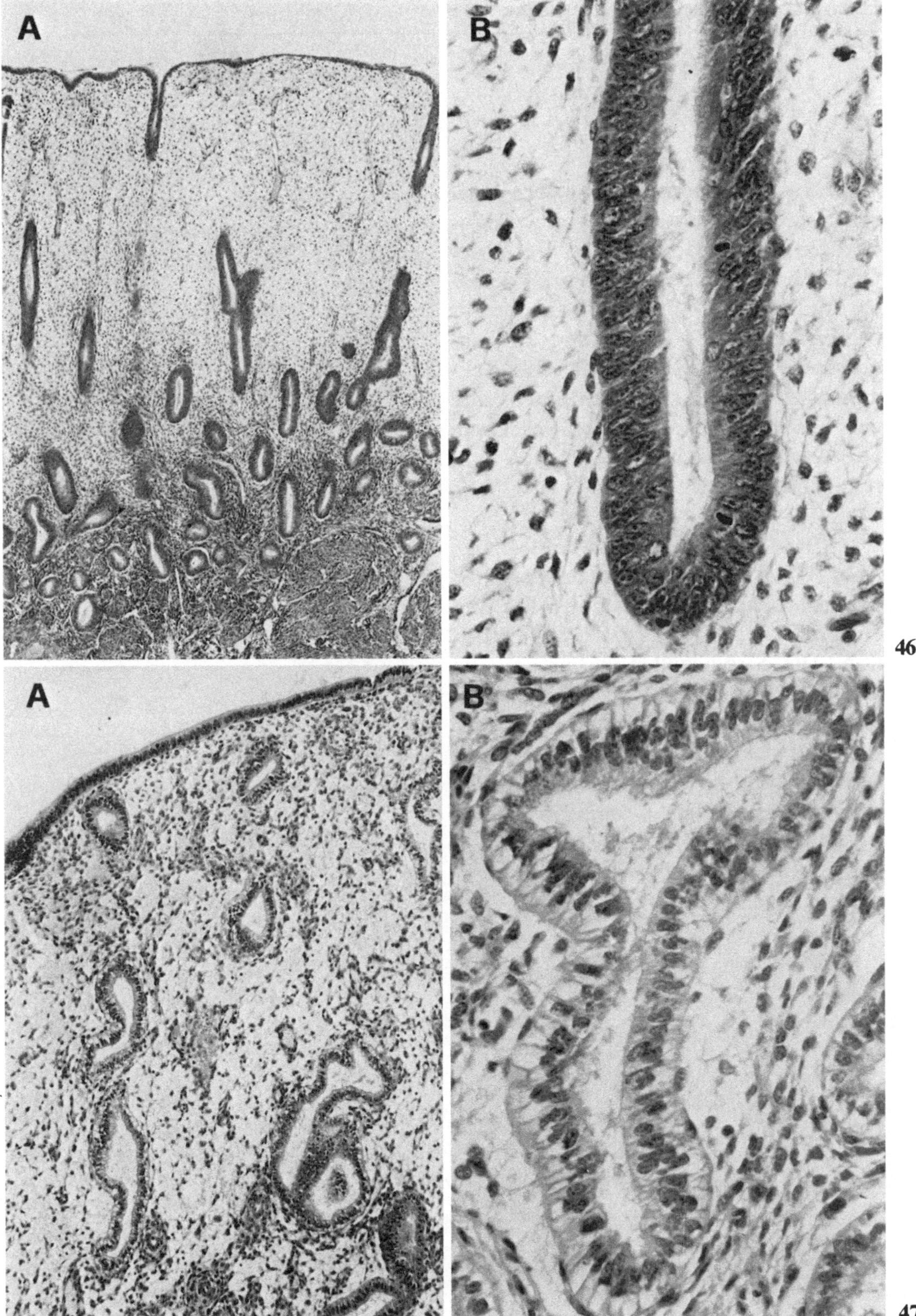

A
B
46
A
B
47

Abb. 48 A, B. Endometrium in der mittleren Sekretionsphase. Das histologische Bild entspricht dem 7. Tag nach der Ovulation. Das Stroma ist stark ödematös aufgelockert und enthält bereits zahlreiche Spiralarterien. Die Drüsenschläuche sind geschlängelt. Die Zellgrenzen gegen das Drüsenlumen sind wie ausgefranst infolge der Sekretion. Die Kerne im Drüsenepithel sind einreihig, basalständig. (A: 85×; B: 335×)

Abb. 49 A, B. Endometrium in der späten Sekretionsphase. Das histologische Bild entspricht dem 11. Tag nach der Ovulation. Die Stromazellen haben sich zu prädezidualen und Körnchenzellen ausdifferenziert. Die Spiralarterien sind stark entwickelt bis zur Oberfläche der Schleimhaut, wo erweiterte Kapillaren erkennbar sind. Die Drüsen fangen an zu kollabieren. Die Sekretionserscheinungen im Drüsenepithel sind stark zurückgegangen. (A: 85×; B: 335×)

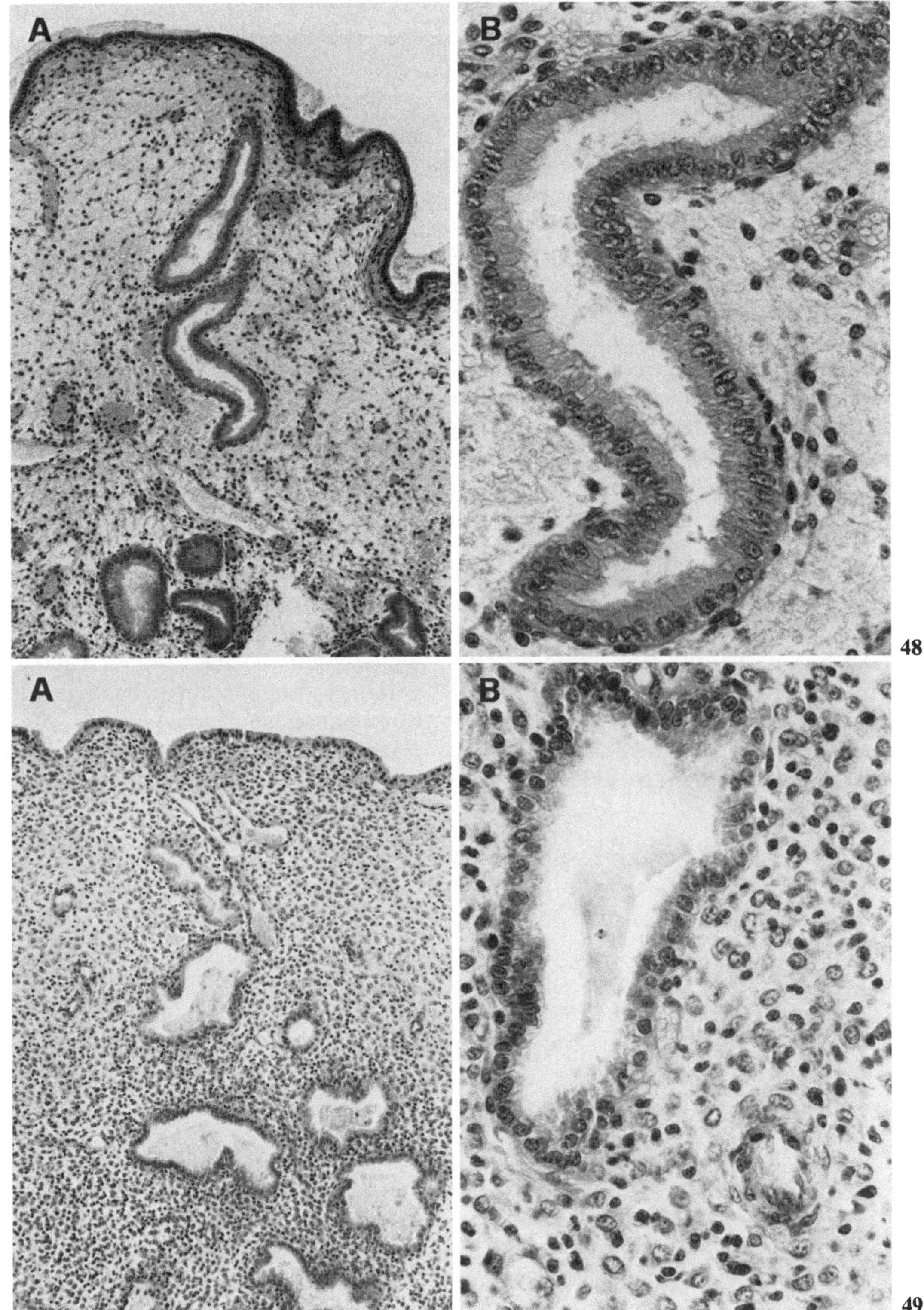

A
B
48
A
B
49

Abb. 50 A, B. Endometrium bei Einnahme von Ovulationshemmern. Hier handelt es sich um Anacyclin 101®, ein gestagenbetontes Präparat.
Das endometriale Stroma ist pseudodezidual umgewandelt und herdförmig diskret lymphozytär infiltriert. Drüsenschläuche sind nur spärlich vorhanden und von einem sehr niedrigen atrophischen Epithel ausgekleidet. (A: 85×; B: 335×)

Abb. 51. Endometrium bei Insuffizienz des Corpus luteum. Anamnestisch handelt es sich hier um den 22. Zyklustag. Das Stroma ist nur sehr wenig ödematös aufgelockert. Das Drüsenepithel weist nur stellenweise basale Sekretionsvakuolen auf. Im Lumen ist nur sehr wenig Sekret vorhanden. (335×)

Abb. 52. Endometrium nach Abort. Sogenanntes Arias-Stella-Phänomen.
Das Drüsenepithel erscheint stark stimuliert, bildet kleine Papillen. Die Drüsenzellen weisen unregelmäßige und chromatinreiche Kerne auf, das Zytoplasma ist meistens wasserklar. Das Stroma ist entzündlich infiltriert. (110×)
DD mit einem hellzelligen Adenokarzinom des Endometriums

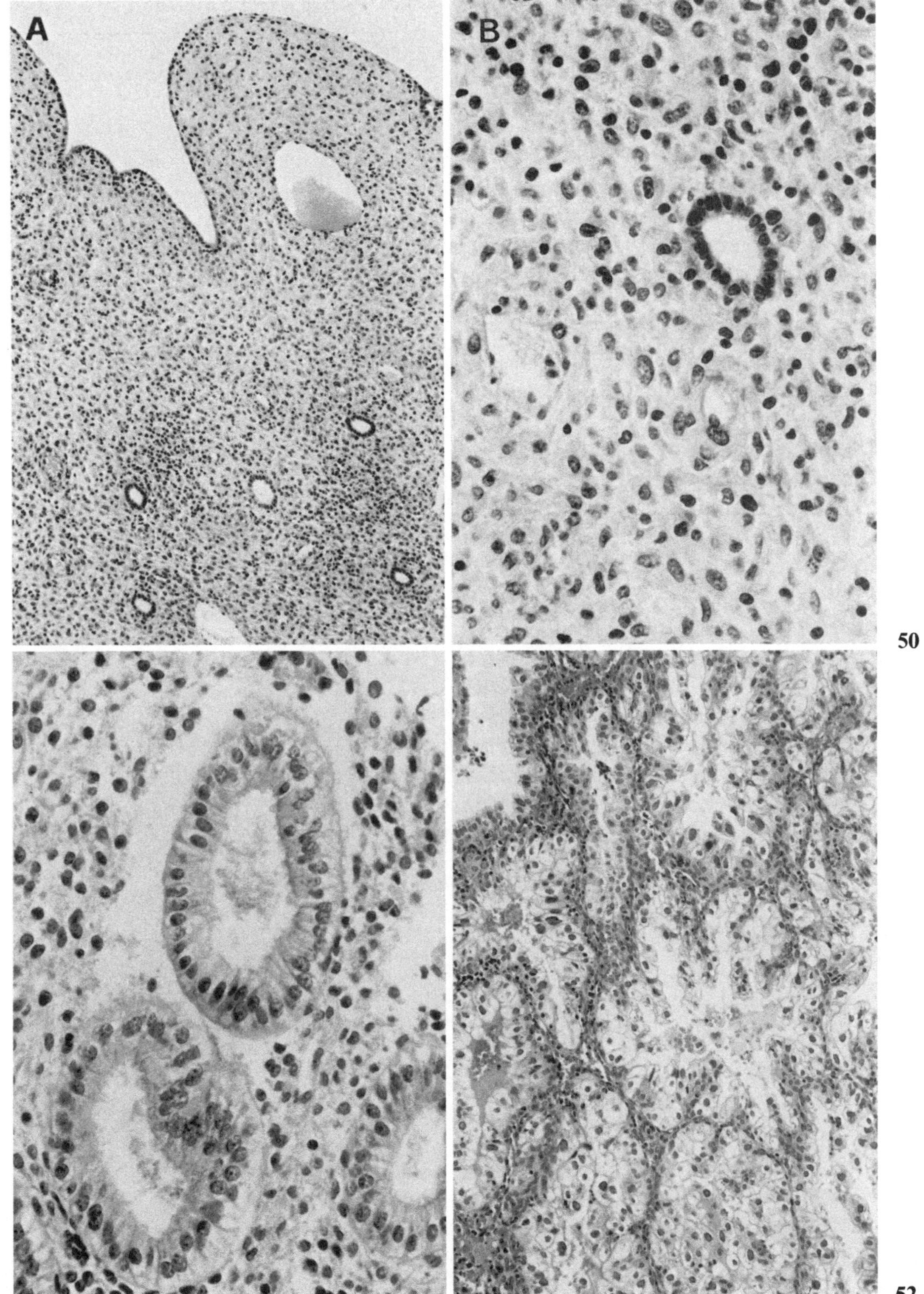

Abb. 53. Unspezifische   Endometritis.
Das Stroma ist ödematös aufgelockert und vorwiegend von gelapptkernigen Leukozyten durchsetzt. Das Drüsenepithel kann etwas hyperplastisch sein, zeigt aber keine eigentliche funktionelle Aktivität. Stellenweise wird das Drüsenepithel zerstört, und das Lumen enthält Leukozyten.
Lymphozyten allein erlauben nicht die Diagnose einer chronischen Endometritis. Diese ist durch eine lymphozytäre UND plasmozytäre Infiltration gekennzeichnet. (210×)

Abb. 54A, B. Tuberkulöse Endometritis.
Das Drüsenepithel ist oft hyperplastisch, weist aber keine funktionelle Aktivität auf. Das Stroma ist von zahlreichen Tuberkeln durchsetzt, die nur selten eine zentrale Verkäsung aufweisen. Das Drüsenepithel kann zerstört werden, und die Tuberkel brechen in das Lumen ein.
Um eine Endometritis tuberculosa diagnostizieren zu können, muß das ganze Cavum curettiert werden, da die Läsion oft nur herdförmig ausgebildet ist. Die Curettage muß kurz vor Beginn der Menstruation durchgeführt werden. (A: 85×; B: 210×)

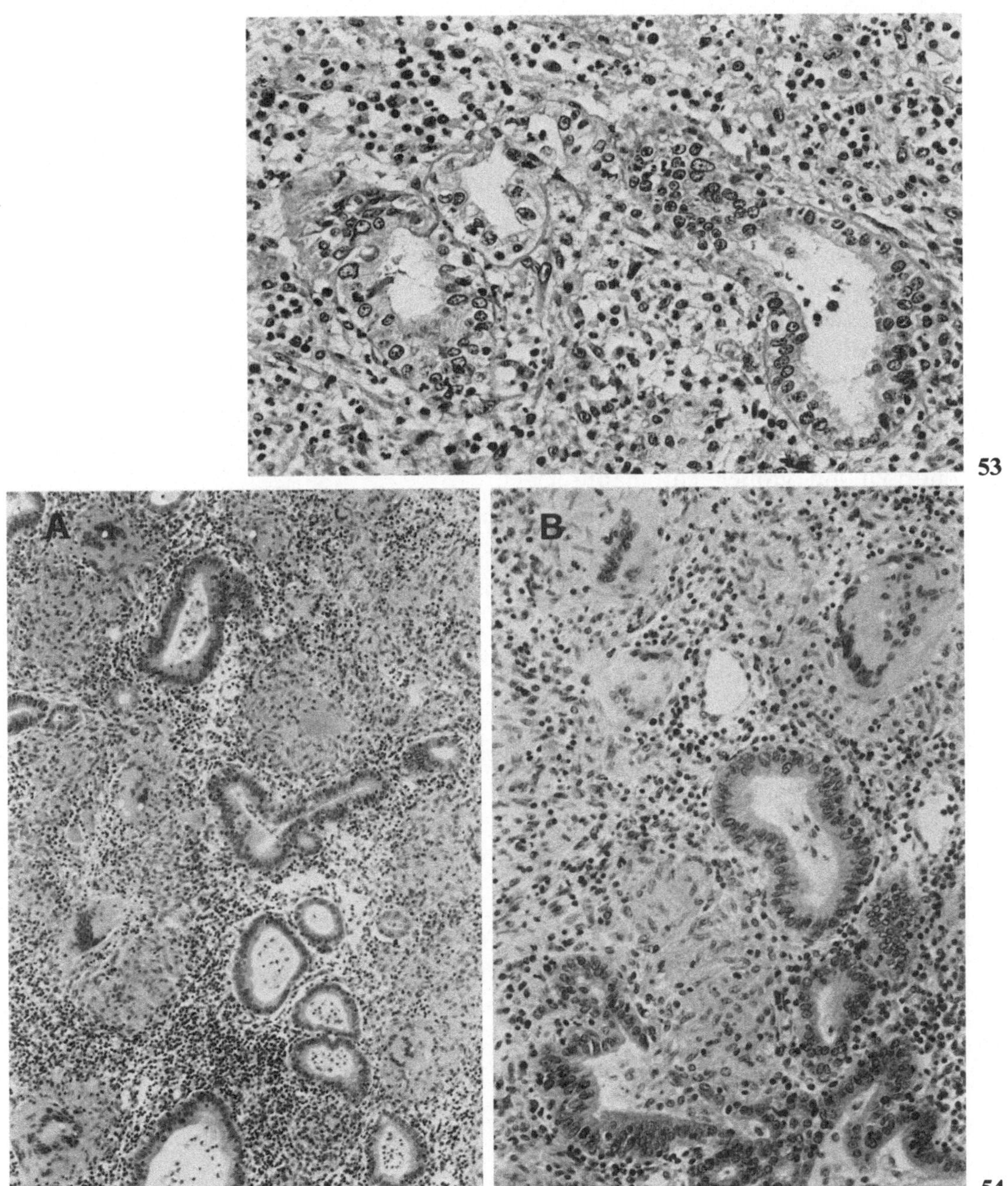

53

A

B

54

43

Abb. 55 A, B. Glandulär-zystische Hyperplasie. Das Endometrium ist verdickt, oft polypös. Das Stroma ist meistens etwas ödematös, und enthält erweiterte Gefäßspalten. Die Drüsenschläuche können herdförmig eng aneinander liegen, und sind gelegentlich zystisch erweitert. Das Drüsenepithel ist hochzylindrisch mit großen chromatinreichen mehrreihigen Kernen. (A: 85×; B: 335×)
Diese Hyperplasie ist fast ausnahmslos Folge eines Hyperoestrogenismus (exogene Östrogene oder endogene Östrogene bei Follikelpersistenz oder bei Ovarialtumoren)

Abb. 56. Atypische adenomatöse Hyperplasie. Die einzelnen Drüsenschläuche sind nur von sehr dünnen Stromasepten getrennt. Das Drüsenepithel ist oft stark eosinophil, ein- bis mehrschichtig, und bildet kleine stromalose intraluminale Papillen. Die Kerne sind groß, polymorph, und weisen plumpe Nukleolen auf. Mitosen, gelegentlich auch pathologische, sind zahlreich. (210×)
Das Fehlen von „dos-à-dos" Stellungen der Drüsen erlaubt die Differentialdiagnose gegenüber dem hochdifferenzierten Adenokarzinom des Endometriums

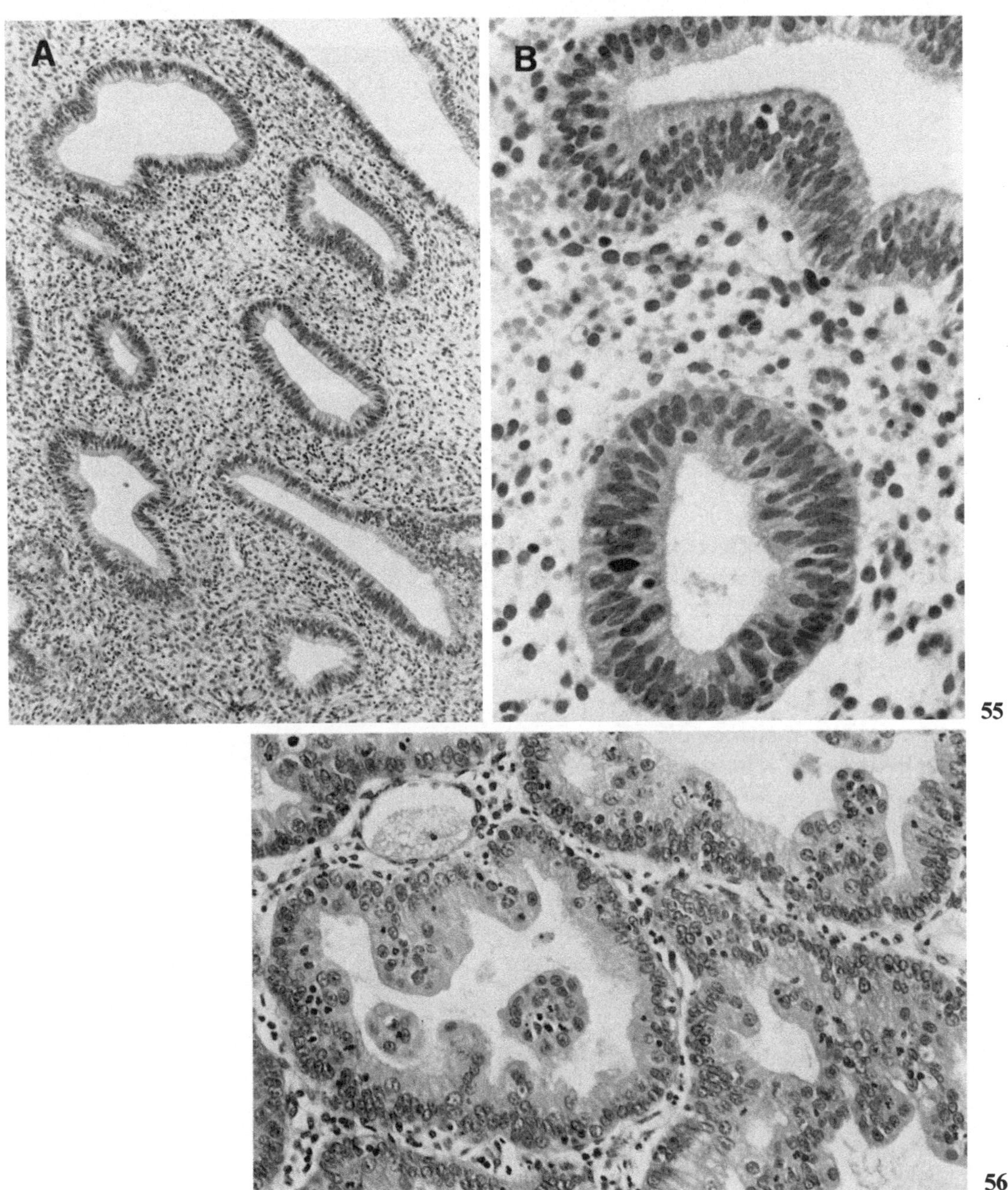

55

56

Abb. 57. Gut differenziertes Adenokarzinom des Endometriums. Differenzierungsgrad G 1. Die Drüsenschläuche weisen zahlreiche „dos-à-dos" Stellungen auf. Das Drüsenepithel ist mehrreihig bis mehrschichtig, die Kerne sind groß, mäßig polymorph. (210×)

Abb. 58. Mäßig differenziertes Adenokarzinom des Endometriums. Differenzierungsgrad G 2. Das Tumorgewebe besteht aus karzinomatösen Drüsenschläuchen und aus soliden Anteilen.
Gut und mäßig differenzierte Karzinome weisen meistens ein vorwiegend exophytisches Wachstum auf. (210×)

Abb. 59. Schlecht differenziertes Adenokarzinom des Endometriums. Differenzierungsgrad G 3. Das Tumorgewebe wächst praktisch ausschließlich in soliden Strängen. Bei ausgeprägter Entdifferenzierung kann die Differentialdiagnose gegenüber einem Schleimhautsarkom Schwierigkeiten bieten (siehe Sarkom des Endometriums, Abb. 67). (210×)
Die schlecht differenzierten Karzinome neigen zu einem raschen infiltrativen Wachstum.
Da der Differenzierungsgrad der Corpuskarzinome herdförmig recht unterschiedlich sein kann, sollte reichlich Tumorgewebe histologisch untersucht werden

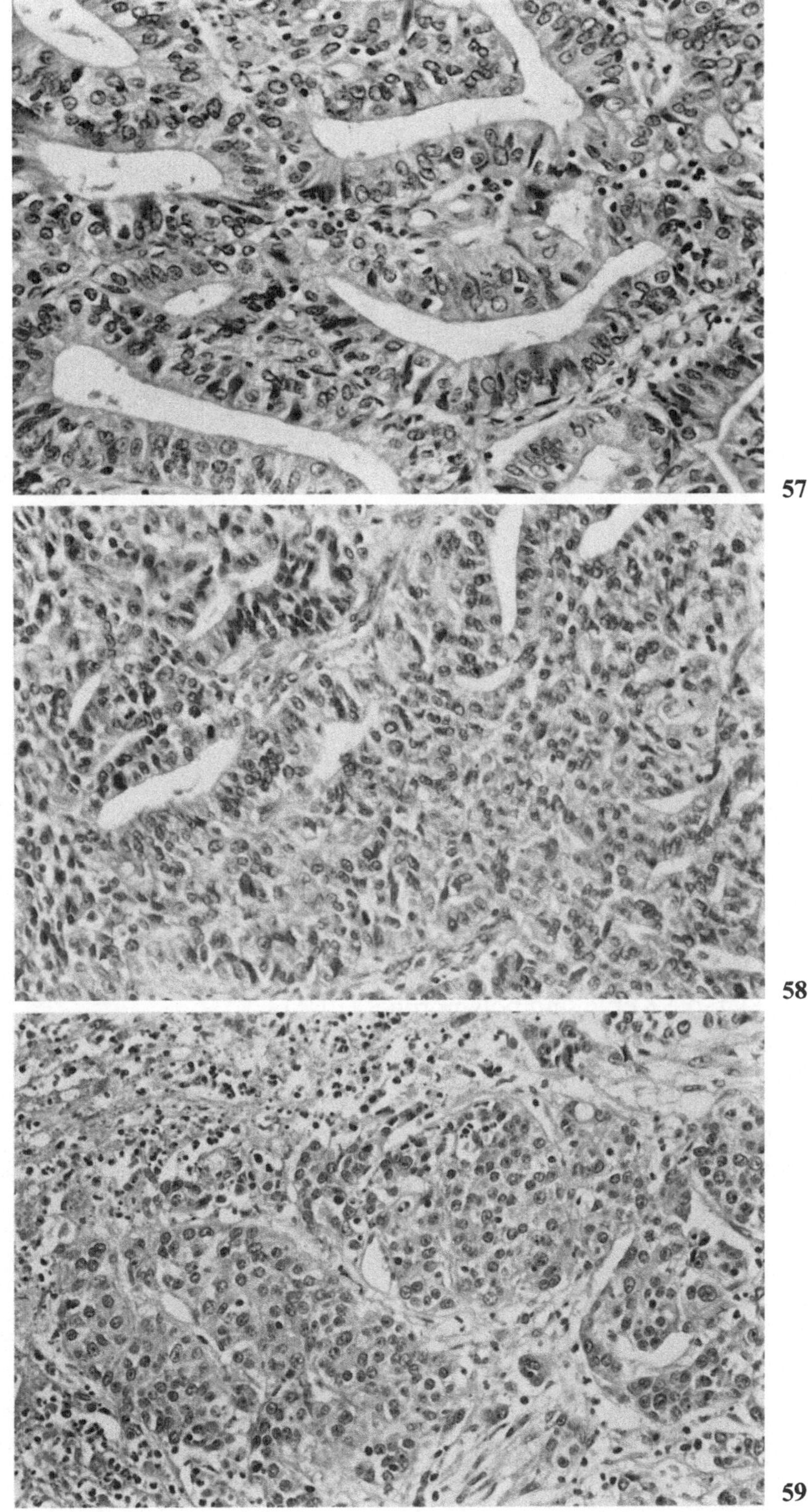

57

58

59

Abb. 60. „Adenoakanthom" des Endometriums. (Adenokarzinom mit herdförmiger Pflasterzellmetaplasie, auch Adeno-Cancroid genannt). Meistens gut differenzierte Adenokarzinome mit eindeutiger Pflasterzellmetaplasie des Drüsenepithels. Verlauf und Prognose wie beim gut bzw. mäßig differenzierten Corpuskarzinom. (210×)

Abb. 61. Papilläres teils hellzelliges Karzinom des Endometriums. Meist gut differenzierte Adenokarzinome, die vorwiegend ein exophytisches Wachstum aufweisen. (135×)

Abb. 62. Hellzelliges Adenokarzinom des Endometriums. Histologische Variante des gut bis mäßig differenzierten Adenokarzinoms. Die Tumorzellen sind groß mit deutlichen Zellgrenzen. Das glykogenreiche Zytoplasma ist wasserklar, die Kerne sind polymorph. (210×)

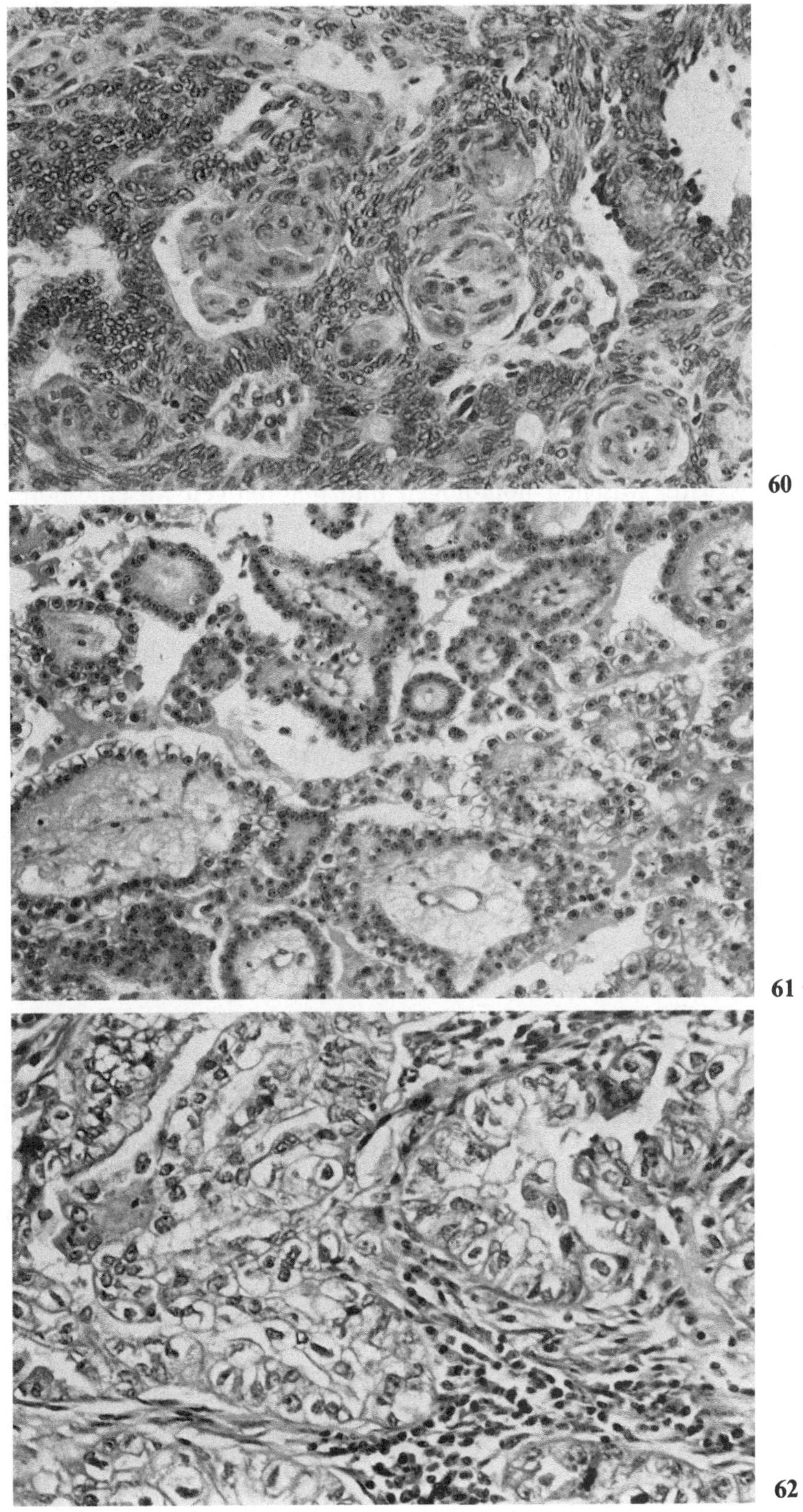

60

61

62

Die malignen mesodermalen Mischtumoren

Diese seltenen hochmalignen Geschwülste kommen am häufigsten im Endometrium von älteren Patientinnen vor, nicht selten mehrere Jahre nach einer Bestrahlung des kleinen Becken. Man nimmt an, daß die extrauterinen malignen mesodermalen Mischtumoren sich in Endometrioseherden entwickeln. Histologisch finden sich karzinomatöse Drüsenschläuche, die vom sarkomatösen Stroma durch eine deutliche Basalmembran getrennt sind (Abb. 63).
Es wird zwischen homologen und heterologen Mischtumoren unterschieden. Bei den homologen Mischtumoren, die auch Karzinosarkome genannt werden, besteht der sarkomatöse Anteil aus Gewebsarten, die normalerweise im Uterus vorkommen; er entspricht einem Fibro- oder Leiomyosarkom, bzw. einem Stromasarkom. Bei den heterologen Mischtumoren finden sich uterusfremde Gewebsarten wie chondro-, lipo-, osteo- oder rhabdomyosarkomatöse Herde (Abb. 64 und 65).

Abb. 63 A–C. Maligne mesodermale Mischtumoren (homolog). Deutlich erkennbar sind die karzinomatösen Drüsenschläuche und das sarkomatöse Stroma, das in den beiden hier abgebildeten Fällen einem Stromasarkom entspricht. (A: 210×; B: 270×; C: Silberimpregnation, 270×)

Abb. 64. Maligner mesodermaler Mischtumor (heterolog). In diesem Tumor sind multiple chondrosarkomatöse Herde erkennbar (135×)

Abb. 65. Maligner mesodermaler Mischtumor (heterolog). Hier finden sich im sarkomatösen Anteil reichliche gut differenzierte Rhabdomyoblasten mit deutlicher Querstreifung (335×)

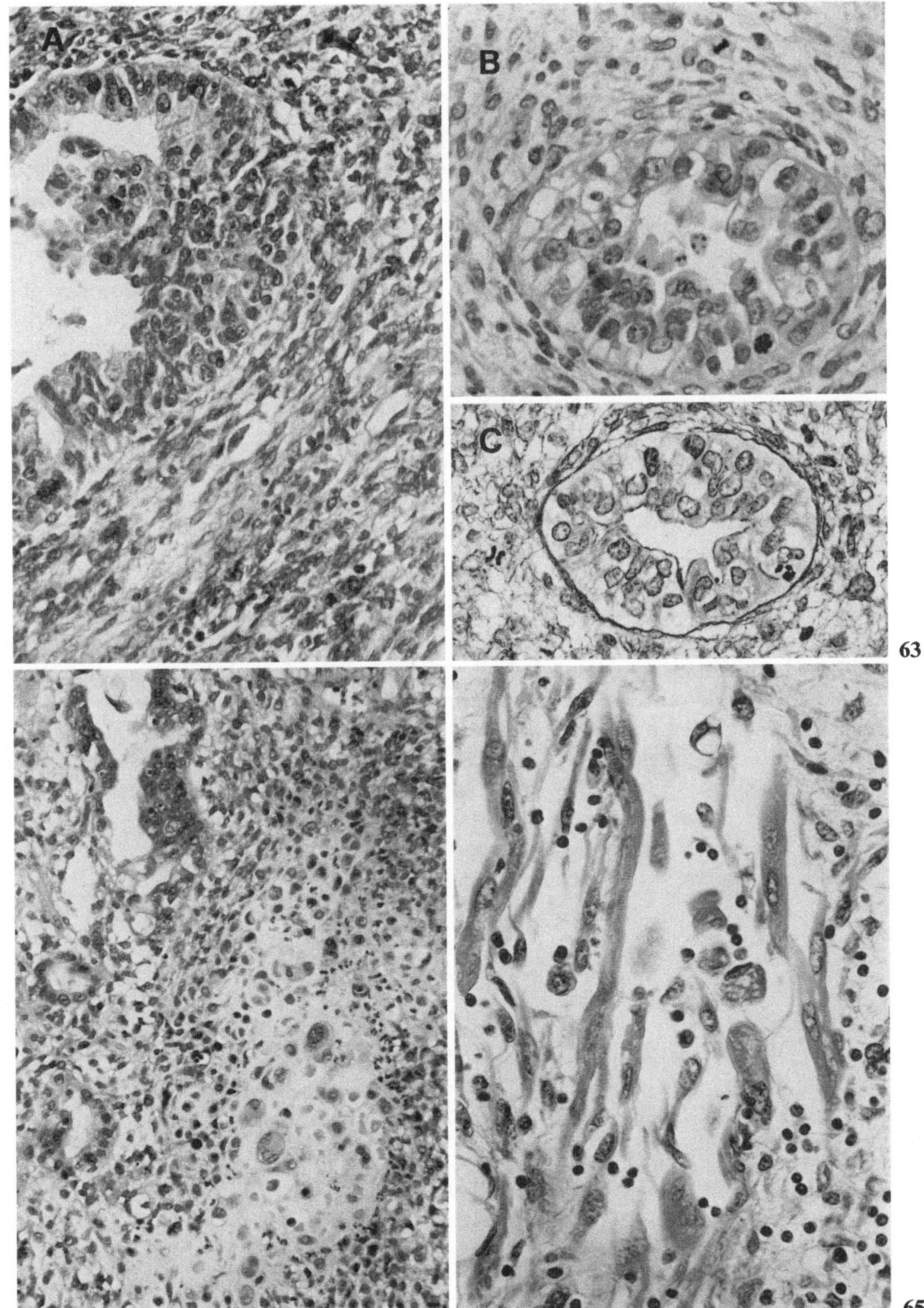

Abb. 66. Stromatosis. (Stromale Endometriose, endolymphatische Stromatosis). Seltene Läsion charakterisiert durch die Anwesenheit im Myometrium von infiltrativ wachsenden Herden eines nicht kollagenhaltigen Bindegewebes (zytogenes Stroma?), die in enger Beziehung zu Gefäßspalten (wahrscheinlich Lymphgefäße) stehen. Die Pathogenese ist unklar. Handelt es sich um eine drüsenlose Endometriosis interna oder um einen Tumor im Sinne eines Stromasarkoms niedriger Malignität oder sogar um ein Hämangioperizytom? Das Tumorgewebe besteht aus rundlichen eher monomorphen mittelgroßen Zellen. Das Zytoplasma ist spärlich, die Zellgrenzen sind undeutlich. Mitosen sind selten. Das Tumorgewebe scheint oft in endothelausgekleideten Gefäßspalten zu liegen.
Die Dignität dieser Läsion ist unklar, und die Ansichten über die optimale Behandlung gehen weit auseinander. (135×)

Abb. 67. Sarkom des Endometriums. (Schleimhaut- oder Stromasarkom). Vorwiegend spindelförmige und unscharf begrenzte Tumorzellen mit polymorphen chromatindichten Kernen. Zahlreiche zum Teil pathologische Mitosen. Für die Differentialdiagnose gegenüber dem anaplastischen Karzinom sind Silberimpregnationen der Gitterfasern wichtig. Beim Sarkom ist jede Tumorzelle von Fasern umgeben. (210×)

Abb. 68. Lymphangiosis carcinomatosa. (Primäres seröses Zystadenokarzinom des Ovars FIGO I c). Das Endometrium ist in der frühen Sekretionsphase. Die Lymphspalten enthalten kleine Verbände von Tumorzellen sowie vereinzelte Lymphozyten. (210×)

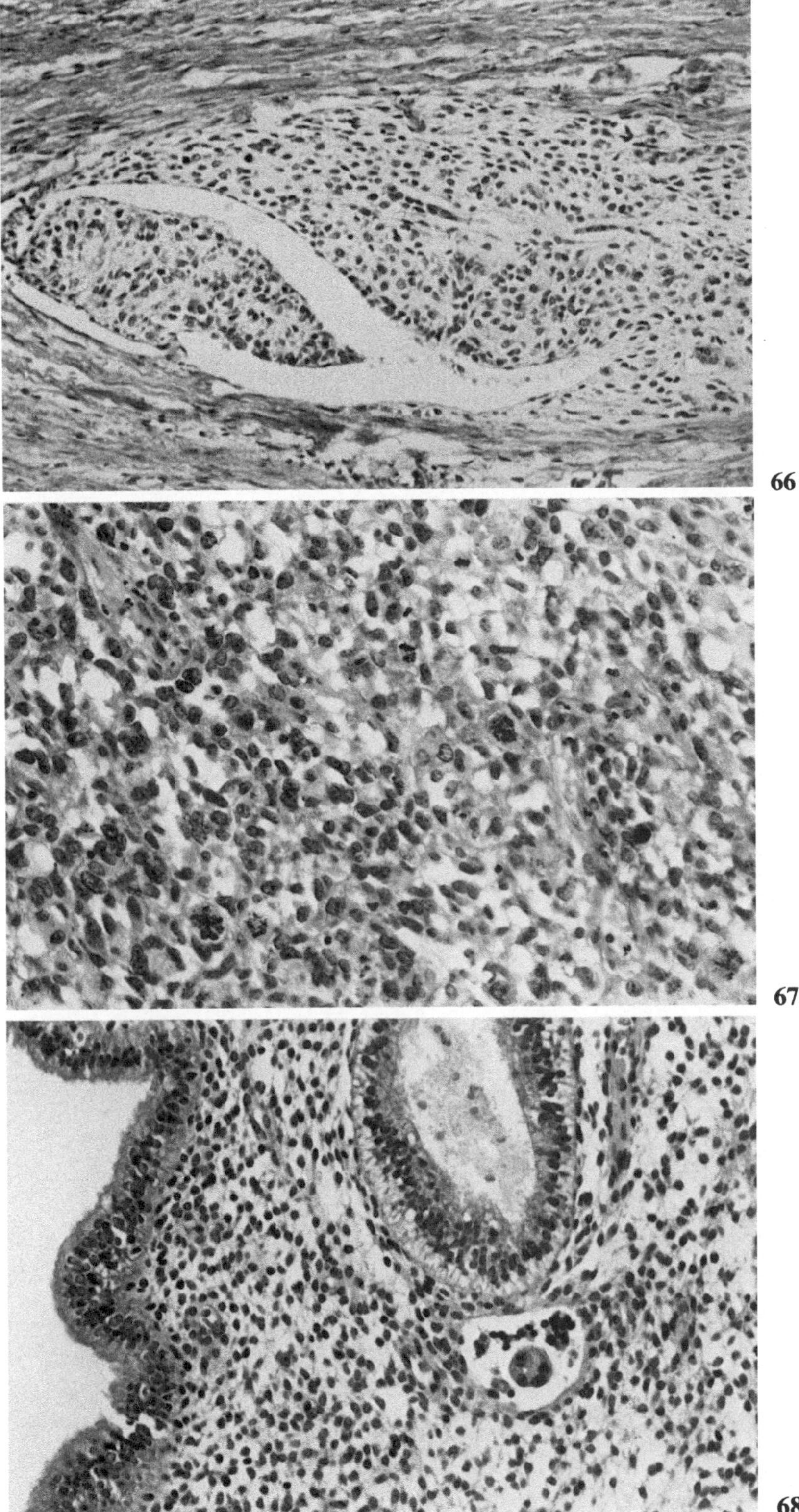

66

67

68

V. Histopathologie des Myometriums

Literatur

Abell MR, Littler ER (1975) Benign metastasizing uterine leiomyoma. Cancer 36: 2206–2213

Gupta RK, Hunter RE (1964) Lipoma of the uterus: review of literature with views on histogenesis. Obstet Gynecol 24:255–257

Jacobs DS, Cohen H, Johnson JS (1965) Lipoleiomyomas of the uterus. Am J Clin Pathol 44:45–51

Kempson RL, Bari W (1970) Uterine sarcomas. Classification, diagnosis, and prognosis. Hum Pathol 1:331–349

Saksela E, Lampinen V, Procopé B-J (1974) Malignant mesenchymal tumors of the uterine corpus. Am J Obstet Gynecol 120: 452–460

Taylor HB, Norris HJ (1966) Mesenchymal tumors of the uterus. IV. Diagnosis and prognosis of leiomyosarcoma. Arch Pathol Lab Med 82:40–44

Williams LJ, Pavlick FJ (1980) Leiomyomatosis peritonealis disseminata: two case reports and a review of the medical literature. Cancer 45:1726–1733

Abb. 69. Adenomyosis uteri (auch Endometriosis interna genannt). Im Myometrium finden sich multiple Inseln bestehend aus zytogenem Stroma und endometrialen Drüsen. In der Regel weist das Drüsenepithel keine zyklischen Veränderungen auf. (42×)

Abb. 70. Myometritis synzytialis. Bei normalen Schwangerschaften können trophoblastische Riesenzellen das Myometrium infiltrieren und sogar gelegentlich in die Blutgefäße einbrechen. Im Gegensatz zum Choriokarzinom liegen die Zellen hier einzeln, Nekrosen und Blutungen fehlen. (135×)

Abb. 71. Hämangiom des Uterus. Seltene gutartige Geschwulst des Myometriums. Der Tumor ist meist unscharf begrenzt, besitzt keine Kapsel. Er besteht aus zahlreichen dünnwandigen, prall mit Blut gefüllten Gefäßen. (53×)

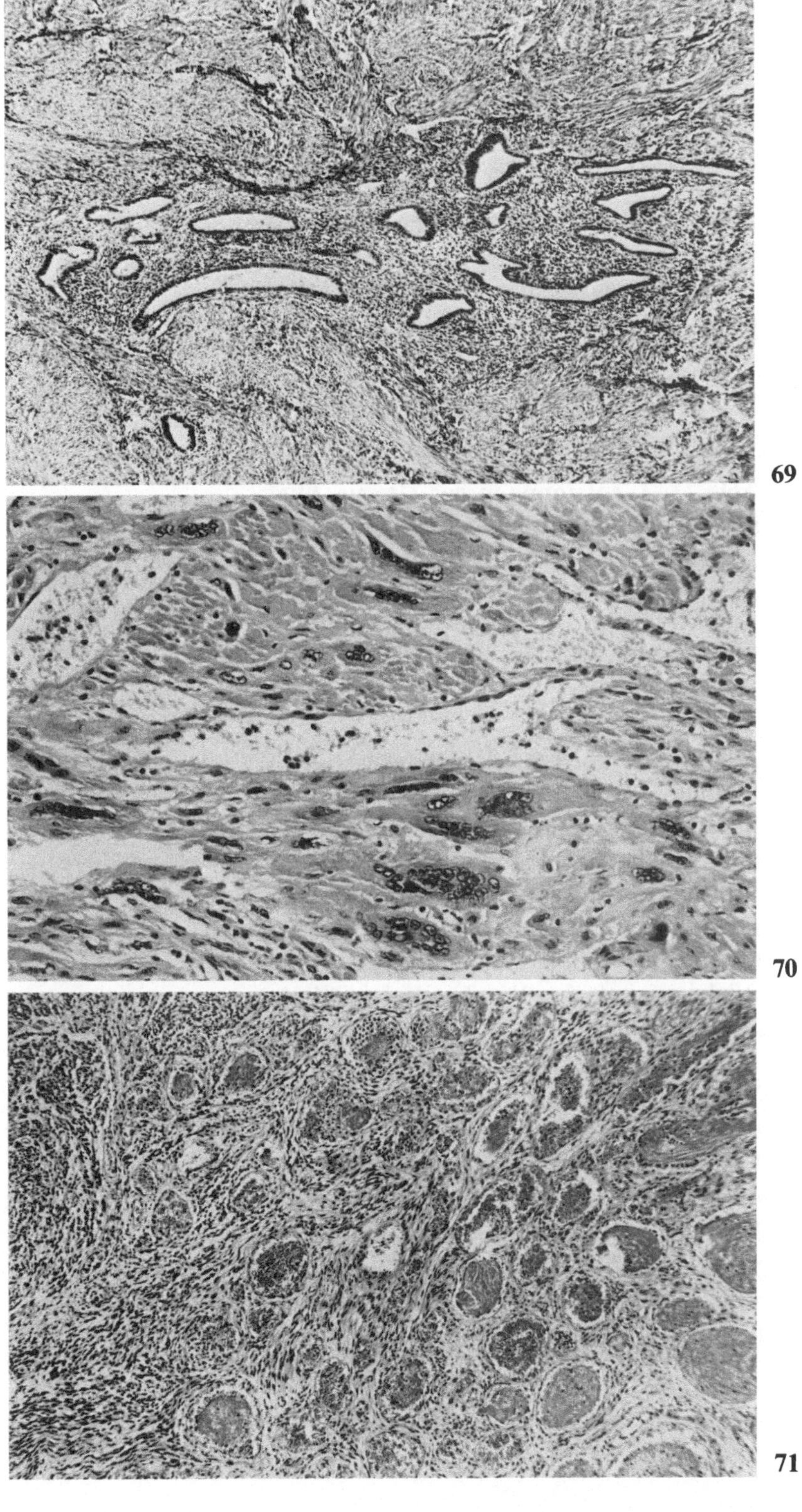

69

70

71

Abb. 72. Lipom des Uterus. Reine Lipome des Uterus sind gutartige, sehr seltene Geschwülste. Weder makroskopisch noch mikroskopisch sind sie von einem Lipom anderer Lokalisation zu unterscheiden. (85×)

Abb. 73. Lipoleiomyom des Uterus. Dieser Tumor kommt etwas häufiger als die reinen Lipome vor. Histologisch besteht er aus Bündeln von glatten Muskelzellen, die sich in einem unauffälligen Fettgewebe verflechten. (85×)

Abb. 74. Leiomyom des Uterus. Sehr häufige Geschwulst des Myometriums. Ihre Histogenese, d.h. die Frage ob sie aus der glatten Muskulatur der Uteruswand oder aus derjenigen der Blutgefäße entsteht, ist immer noch ungeklärt. Östrogene sollen eine stimulierende Wirkung auf ihr Wachstum ausüben. Während der Schwangerschaft weisen die Leiomyome oft erhebliche regressive Veränderungen auf, die bis zur vollständigen Nekrose gehen können.
Histologisch bestehen die Leiomyome aus breiten Bündeln von glatten Muskelzellen, die sich mit mehr oder weniger reichlichen Anteilen von Bindegewebe verflechten (Fibroleiomyome). (135×)

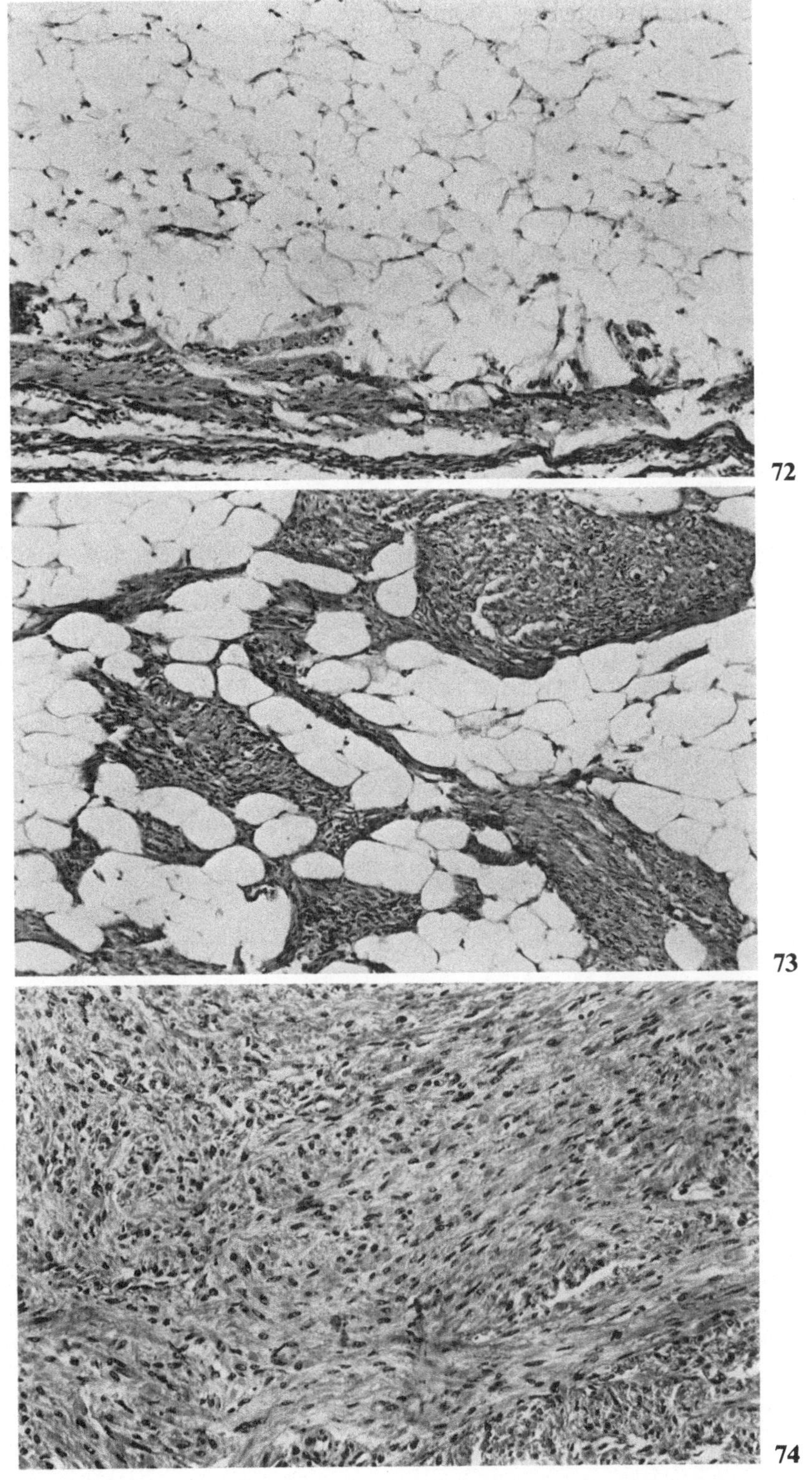

72

73

74

Abb. 75. Zellreiches Leiomyom. In diesen Leiomyomen besitzen die glatten Muskelzellen nur wenig Zytoplasma. Die Kerne sind ovalär bis rund, mit zartem Chromatingerüst. Normale Mitosen sind oft vorhanden. (210×)
DD: gut differenziertes Leiomyosarkom

Abb. 76. Regressive Zell- und Kernveränderungen. Manche Leiomyome können ausgeprägte regressive Zell- und Kernveränderungen aufweisen. Viele Zellen sind mehrkernig, die Kerne sind meist sehr chromatinreich. Mitosen fehlen. (135×)
DD: Leiomyosarkom

Abb. 77. Sogenannte symplasmische Riesenzellen. Diese mehrkernigen Riesenzellen entstehen als Folge regressiver Veränderungen. Die Zellkerne sind ganz abnorm, chromatindicht. Mitosen fehlen. (210×)
DD: Leiomyosarkom

Abb. 78. Leiomyoblastom (oder „bizarres Leiomyom"). Seltene Geschwulst deren Dignität sich morphologisch nicht erfassen und definieren läßt. Die Tumorzellen sind polygonal mit deutlichen Zellmembranen. Die Kerne sind rund bis ovalär, mäßig chromatinreich, oft von einem hellen zytoplasmatischen Halo umgeben. (335×)

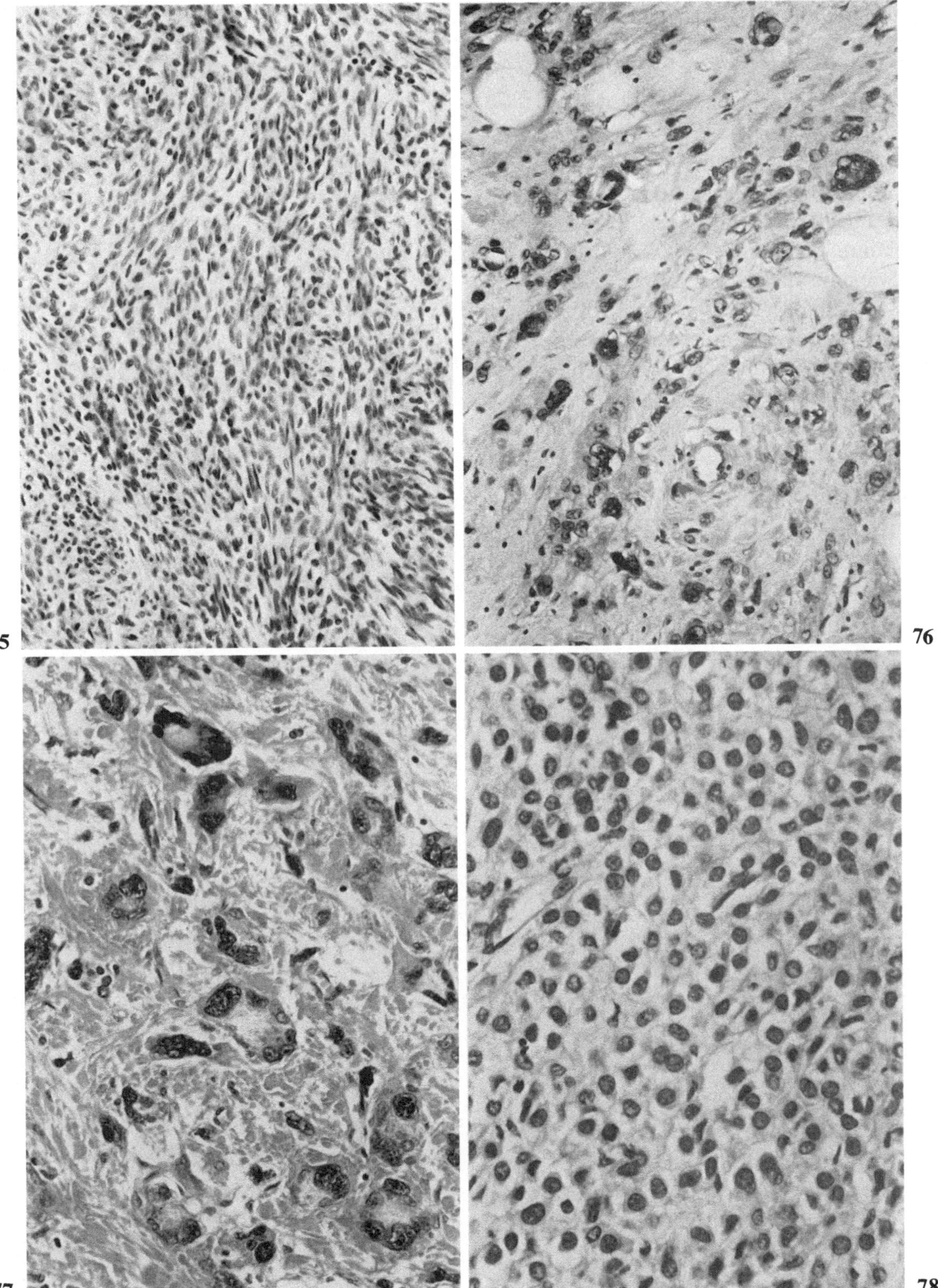

75

76

77

78

Abb. 79. Leiomyosarkom. Seltene bösartige Geschwulst des Uterus (Sarkome/Karzinome = ca. 1/50), die vorwiegend hämatogen metastasiert. Histologisch besteht der Tumor aus breiten Bündeln von spindelförmigen Zellen mit länglichen polymorphen und chromatindichten Kernen. Normale und pathologische Mitosen sind meistens zahlreich. (210×)

Abb. 80. Leiomyosarkom. Hier sind die Zellkerne stellenweise palissadenartig angeordnet, ein Aspekt, der stark an ein Schwannom erinnert. (53×)

Abb. 81. Lymphangiosis carcinomatosa des Myometriums. (Primärtumor: Magenkarzinom). Die von Endothelien ausgekleidete Lymphspalte enthält karzinomatöse Drüsenzellen, die einen Drüsenschlauch bilden. (335×)

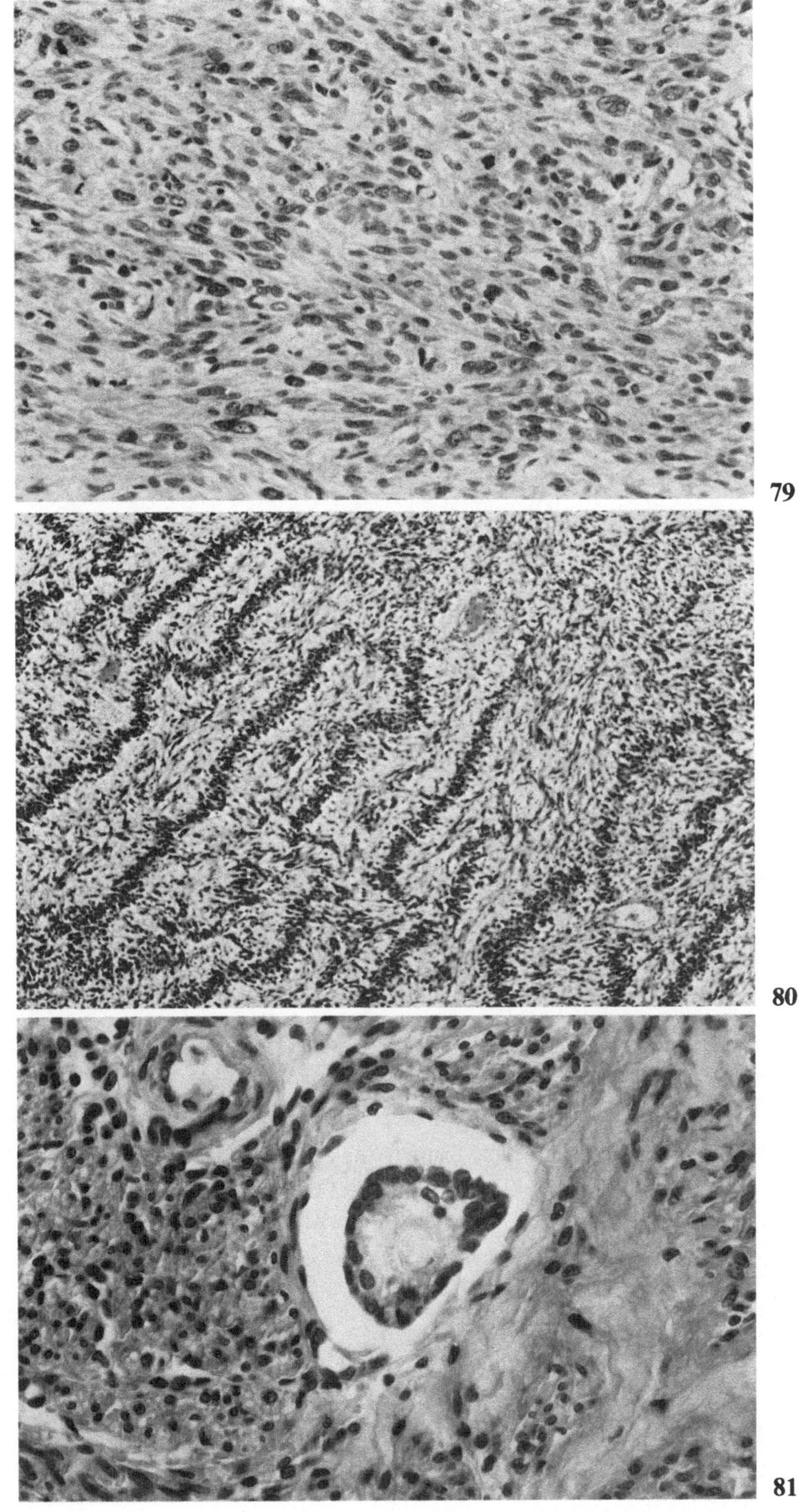

79

80

81

VI. Histopathologie der Tube

Literatur

Novak ER, Woodruff JD (1974) Novak's gynecologic and obstetric pathology, 7th edn. Saunders, Philadelphia, pp 288–327

Salazar H, Kanbour A, Burgess F (1972) Ultrastructure and observations on the histogenesis of mesotheliomas "adenomatoid tumors" of the female genital tract. Cancer 29:141–152

Abb. 82. Akute unspezifische Salpingitis. Die Schleimhautzotten sind stark ödematös und von Leukozyten durchsetzt. Das Oberflächenepithel kann stellenweise zerstört werden, weist aber oft eine reaktive Hyperplasie auf. Das Lumen enthält abgeschilferte Epithelien und massenhaft Leukozyten. (335×)

Abb. 83. Chronische unspezifische Salpingitis. Die Schleimhautzotten weisen zahlreiche Verwachsungen auf. Ihr Stroma ist lympho-plasmozytär infiltriert, gelegentlich etwas fibrosiert. Das Oberflächenepithel ist intakt, oft etwas hyperplastisch. (53×)

Abb. 84. Salpingitis tuberculosa. Die Schleimhautzotten sind verbreitet und weisen zahlreiche Verwachsungen auf. Im Stroma, multiple Tuberkel, mit oder ohne zentraler Verkäsung, vereinzelten Langhansschen Riesenzellen und lymphozytärer Infiltration. (85×)

Abb. 85. Fremdkörperreaktion bei Status nach Salpingographie. Das histologische Bild ist mit dem der tuberkulösen Salpingitis sehr ähnlich. Hier aber sind die Riesenzellen vom Fremdkörpertyp, liegen oft in der Mitte der Granulome und enthalten oft Fremdkörper (▷). (135×)

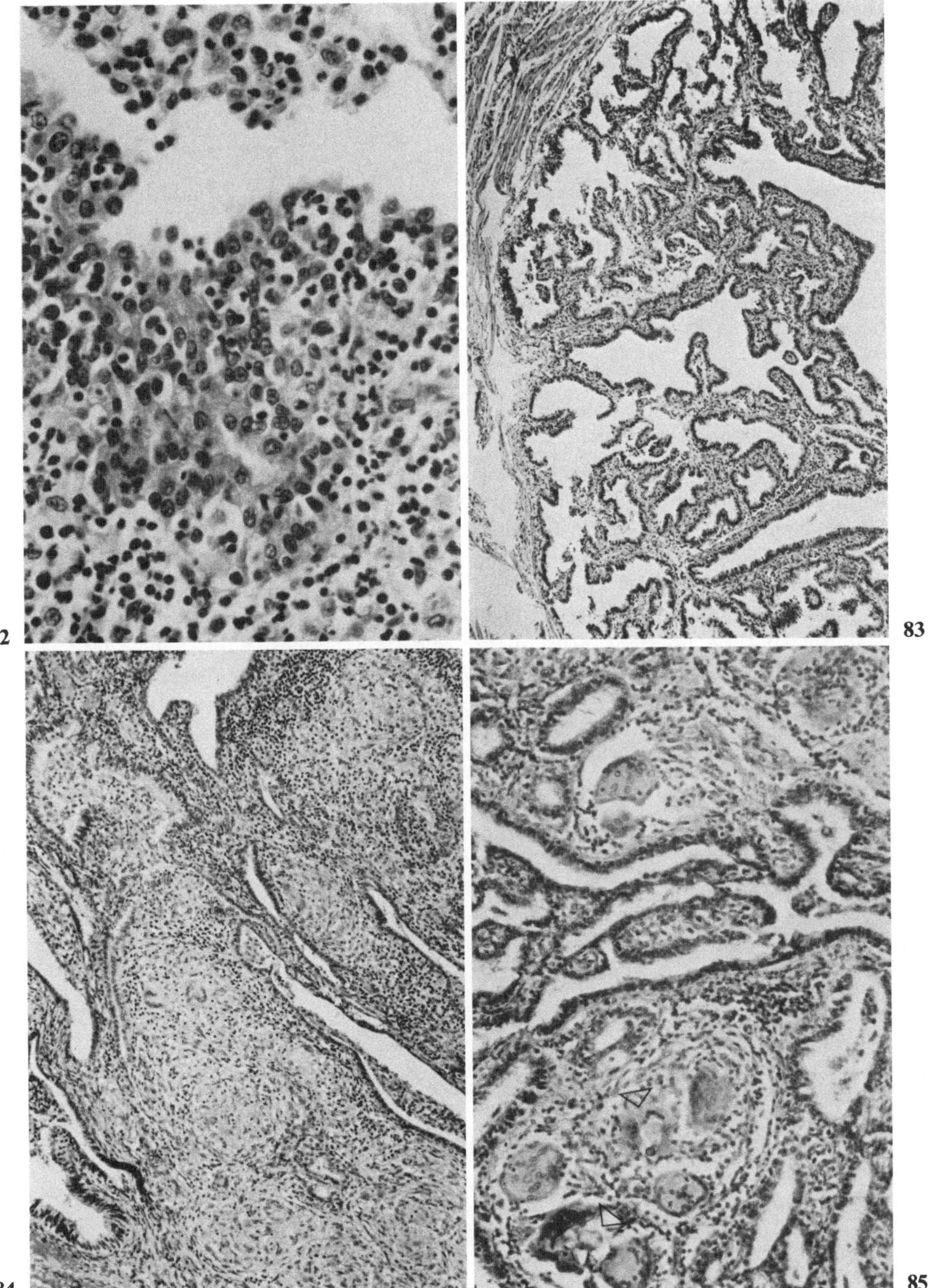

Abb. 86. Tubarabort. Die Muskulatur der Tubenwand ist ödematös aufgelockert und leukozytär infiltriert. Die Schleimhaut ist weitgehend zerstört. Im Lumen, zahlreiche unreife Plazentarzotten und Blut. (42×)

Abb. 87. Deciduale Umwandlung der Tubenschleimhaut. Während einer Schwangerschaft können die Stromazellen der Tubenschleimhaut eine herdförmige deciduale Umwandlung aufweisen. Die Stromazellen werden groß, mit deutlichen Zellmembranen und stark eosinophilem Zytoplasma. (170×)

Abb. 88. Karzinom der Tubenschleimhaut. Das Tubenepithel ist ersetzt durch ein weitgehend solides, infiltrativ wachsendes Tumorgewebe. Tubenkarzinome sind selten. Histologisch sind sie oft papillär. In einem fortgeschrittenen Stadium sind sie meistens nicht mehr von einem primären Ovarialkarzinom zu unterscheiden. (85×)

Abb. 89. Adenomatoidtumor der Tube. Makroskopisch und mikroskopisch scharf begrenzte gutartige Tumoren, meistens im Bereiche des Tubenwinkels lokalisiert. Histologisch bestehen sie aus multiplen engen tubulären Strukturen, die von einem kubischen oder abgeflachten Epithel ausgekleidet sind. Dazwischen spärliches Bindegewebe. (210×)
Diese Tumoren werden auch als gutartige Mesotheliome bezeichnet

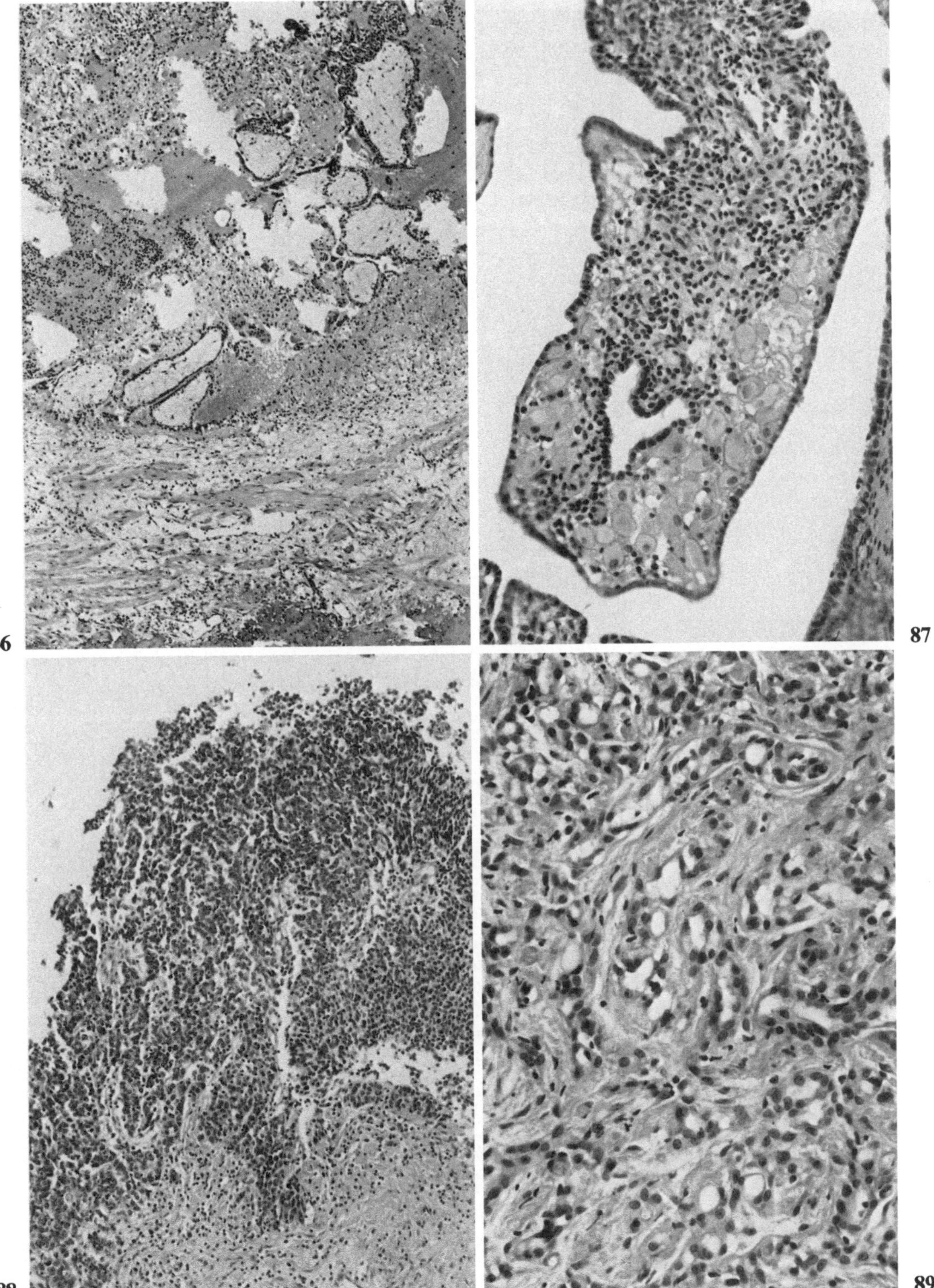

86

87

88

89

VII. Histopathologie des Ovars

Literatur

International Federation of Gynecology and Obstetrics (1971) Classification and staging of malignant tumours in the female pelvis. Acta Obstet Gynecol Scand 50: 1–7

Marchewsky AM, Kaneko M (1978) Bilateral ovarian endometriosis associated with carcinosarcoma of the right ovary and endometrioid carcinoma of the left ovary. Am J Clin Pathol 70: 709–712

Morris JMcL, Scully RE (1958) Endocrine pathology of the ovary. Mosby, St. Louis

Scully RE (1979) Tumors of the ovary and maldeveloped gonads. Atlas of tumor pathology, 2nd series, Fascicle 16. Armed Forces Institute of Pathology, Washington DC

Serov SF, Scully RE (1973) Histological typing of ovarian tumors. International histological classification of tumours No. 9. Geneva, World Health Organization

Teilum G (1971) Special tumors of ovary and testis and related extragonadal lesions. Comparative pathology and histological identification. Munksgaard, Copenhagen

Abb. 90. Das polyzystische Ovar. Die kortikalen Abschnitte des Ovars sind fibrös verdickt und enthalten zahlreiche Eizellen. Die Follikel sind zystisch erweitert, wobei eine gewisse Hyperplasie der Granulosa- und/oder der Thekazellen, mit oder ohne Luteinisierung bestehen kann. (53×)
Meistens ist das polyzystische Ovar mit einem intermittierenden oder kontinuierlichen anovulatorischen Syndrom assoziiert. Es kann auch mit einer Virilisierung einhergehen

Abb. 92. Hiluszellen des Ovars. Meist große Zellen mit eosinophilem Zytoplasma, das gelegentlich Lipochromgranula und Reinkekristalle enthält. Die Kerne sind rund, mit einem deutlichen Nukleolus, manchmal sind sie pyknotisch. Diese Zellen stehen meistens in enger Beziehung zu Nervenfasern und kleinen Gefäßen im Hilus des Ovars. (335×)

Abb. 91. Follikelzyste und involutive Corpusluteumzyste. Die Follikelzyste (unten) wird von einigen Schichten Granulosa- und Thekazellen begrenzt. Die Corpusluteumzyste (oben) enthält Fibrin, das auf einem Granulationsgewebe liegt. Darunter, mehrere Schichten von luteinisierten Thekazellen. (85×)

Abb. 93. Hyperthekosis des Ovars. Das spezifische Ovarialstroma weist eine diffuse oder knotige Hyperplasie auf. Einzelne oder gruppierte Stromazellen sind luteinisiert. (210×)
Die Hyperthekosis kann zu einer Virilisierung führen

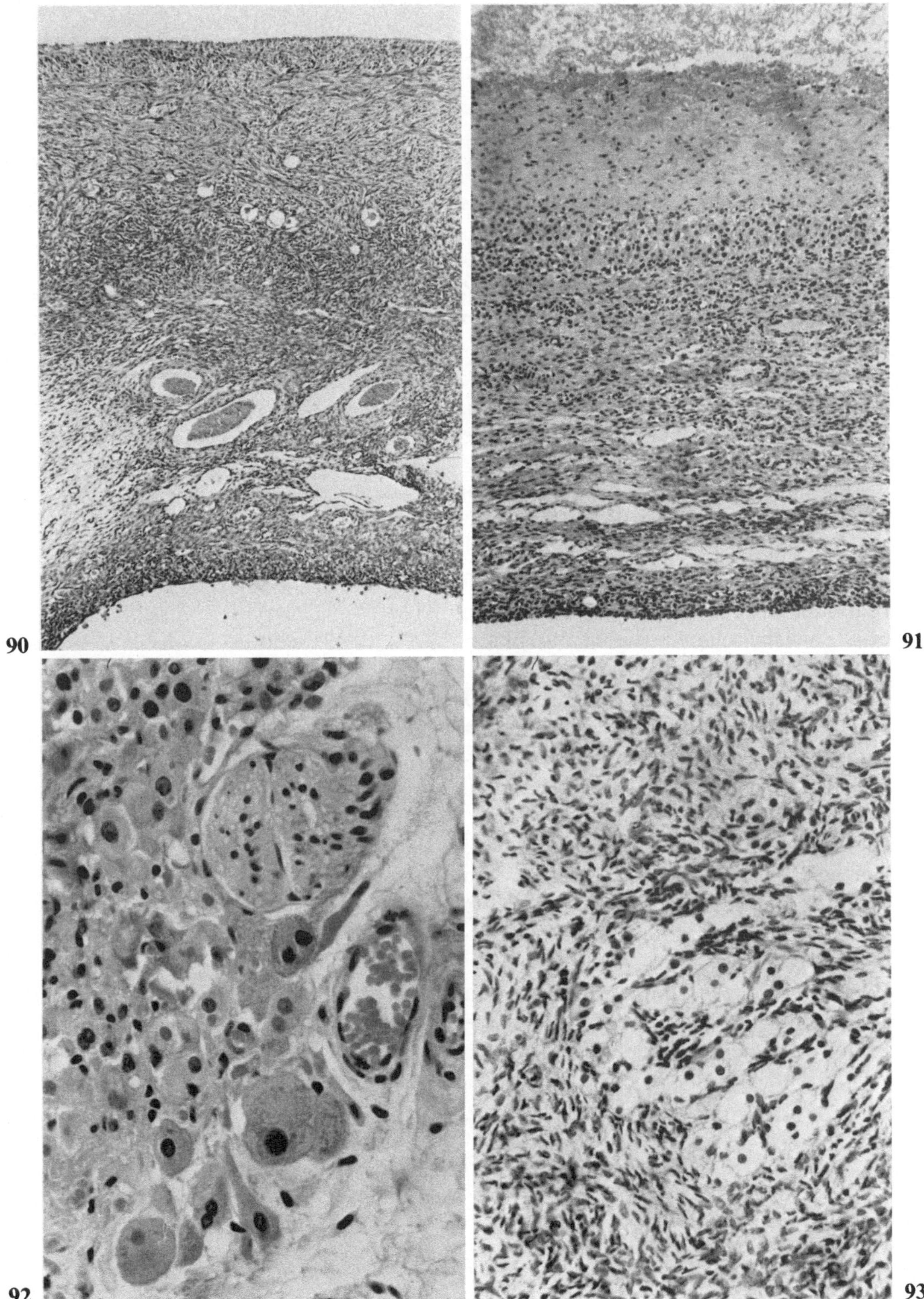

90
91
92
93

Abb. 94 A–D. Seröse Tumoren des Ovars (FIGO I).
A Seröses Zystadenom, FIGO I a. Uni- oder multilokuläre Zyste, die von einem regelmäßigen einschichtigen kubischen Epithel ausgekleidet wird. Die Epithelzellen tragen oft Zilien. (1050×)
B Proliferatives seröses Zystadenom, FIGO I b. Das Epithel bildet zahlreiche oft stromalose Papillen. Die Kerne sind unregelmäßig vergrößert, es finden sich Mitosen, aber es besteht kein infiltratives Wachstum.
Diese papillären Tumoren enthalten oft Psammomkörper, Mikroverkalkungen mit zwiebelschalenartiger Struktur. (335×)
C Seröses Zystadenokarzinom, FIGO I c. Gut differenzierter Bezirk des Karzinoms mit multiplen oft papillären, infiltrativ wachsenden Zellverbänden. (135×)
D Stark entdifferenzierter Bezirk des gleichen Tumors. Solide Stränge von polymorphen Zellen mit unregelmäßig großen Kernen. Zahlreiche teils pathologische Mitosen.
Wenn der ganze Tumor diesen Aspekt aufweisen würde, müßte er der Klasse FIGO V zugeteilt werden. (335×)

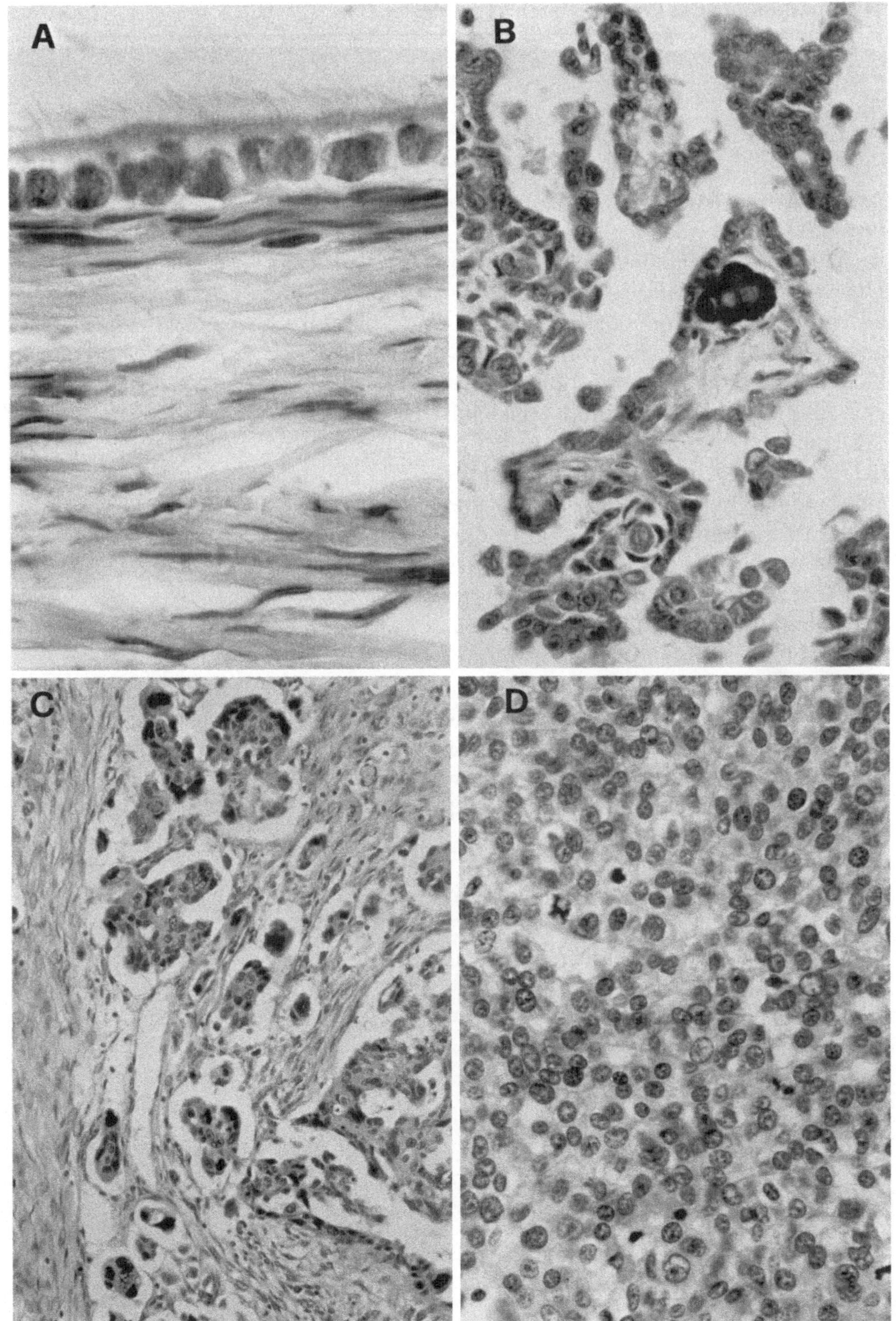

Abb. 95 A–C. Muzinöse Tumoren des Ovars, FIGO II.
A Muzinöses Zystadenom, FIGO II a.
Uni- oder multilokuläre Zyste, die überall von einem regelmäßigen einschichtigen hochzylindrischen Epithel ausgekleidet wird. Die Kerne sind basal gelegen, das Zytoplasma enthält reichlich Schleim, der Alcian blau positiv ist (335×). Bei der intraoperativen Ruptur eines muzinösen Tumors, selbst bei einem nicht proliferativen Zystadenom, besteht die Gefahr der Entstehung eines Pseudomyxoma peritonei.
B Proliferatives muzinöses Zystadenom, FIGO II b. Das schleimbildende Epithel ist stark proliferativ, stellenweise mehrschichtig, bildet Papillen und Drüsenschläuche in „dos-à-dos" Stellung. Die Kerne sind etwas polymorph, Mitosen sind häufig, die Schleimbildung ist oft reduziert. Kein infiltratives Wachstum. (210×)
C Muzinöses Zystadenokarzinom, FIGO II c. Die Entdifferenzierung des Tumorgewebes ist weit fortgeschritten, die Schleimbildung minimal. Die Tumorzellen bilden unregelmäßige Drüsenschläuche und solide Stränge. Es besteht ein eindeutiges infiltratives Wachstum. (135×)

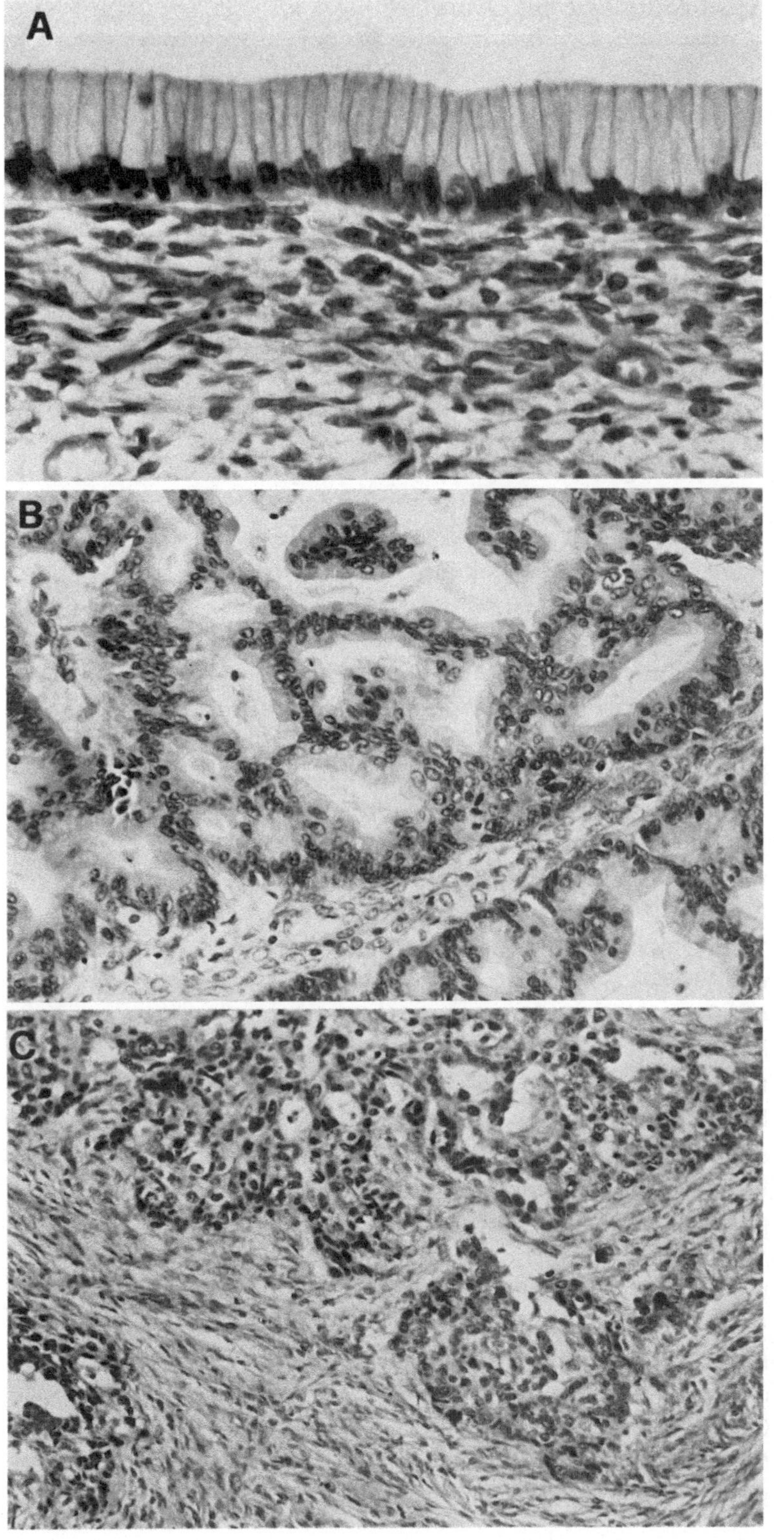

95

Abb. 96 A–C. Endometrioide Tumoren des Ovars, FIGO III.

A Endometriose, FIGO III a. Meistens handelt es sich um Zysten (Schokoladezysten), die von einem vollkommenen Endometrium ausgekleidet werden. Die zyklischen Blutungen führen zur Zystenbildung. Mit der Zeit kann das Epithel durch eine Druckatrophie ganz verschwinden, und die exakte Natur der hämorragischen Zyste kann nicht mehr erkannt werden. (170×)
Die Endometrioseherde können auch oberflächlich gelegen sein. Die zyklische Blutung führt dann zu einem schmerzhaften Peritonealreiz

B Proliferative Endometriose, FIGO III b. Das histologische Bild entspricht weitgehend dem der atypischen adenomatösen Hyperplasie des Endometriums. Das Epithel ist stellenweise mehrschichtig, die Kerne sind groß mit deutlichen Nukleolen, Mitosen sind häufig. Kein infiltratives Wachstum. (135×)

C Endometrioides Karzinom, FIGO III c. Histologisch besteht kein Unterschied mit dem Karzinom des Endometriums. Im Ovar kommen auch die papillären und herdförmig hellzelligen Varianten vor sowie die Adenokarzinome mit Pflasterzellmetaplasie. (135×)

Bei gleichzeitigem Corpuskarzinom ist es oft unmöglich zu entscheiden, ob das Ovarialkarzinom primär ist oder eine Metastase des Corpuskarzinoms darstellt

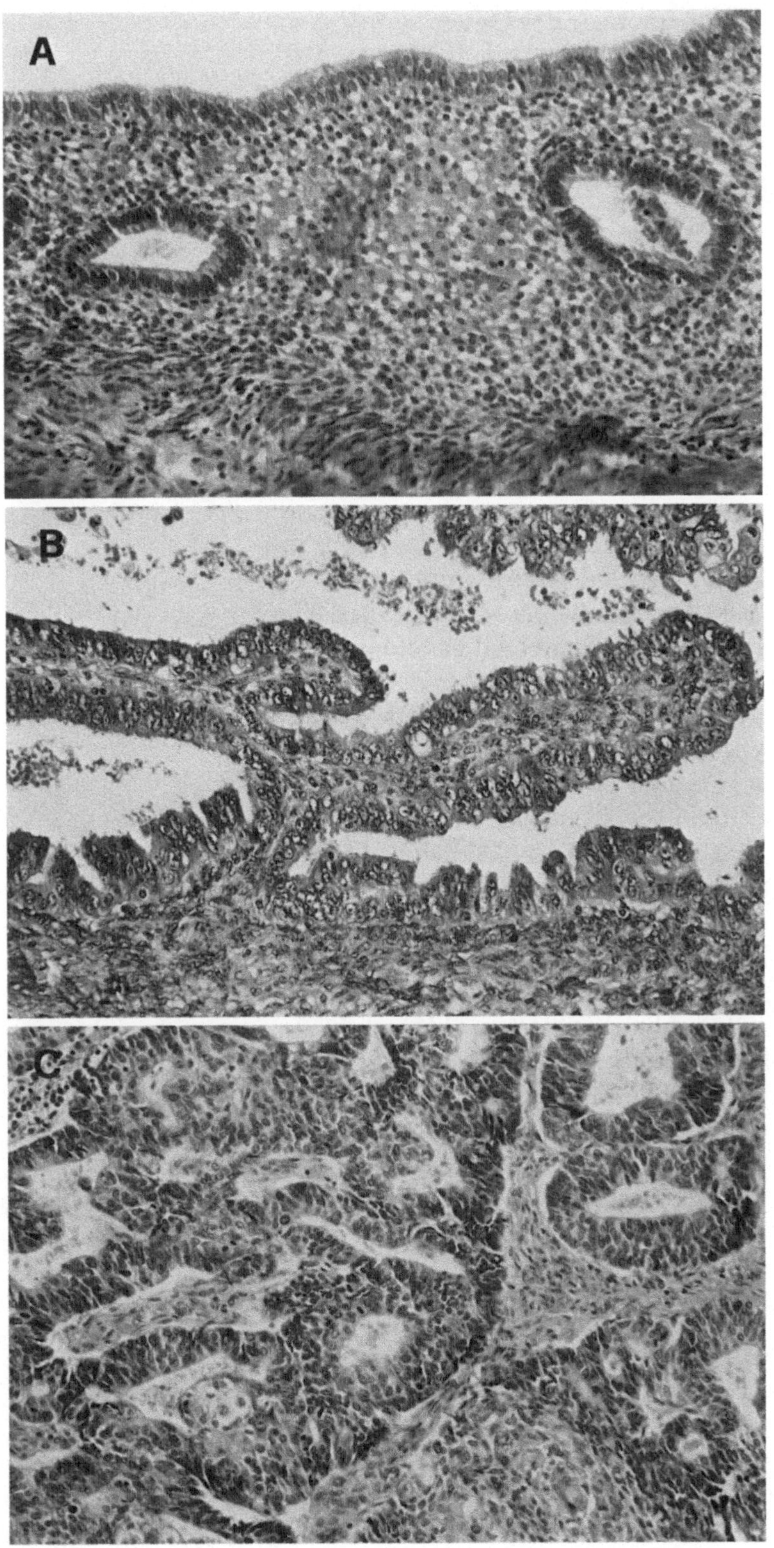

96

Abb. 97A–C. Das hellzellige Karzinom des Ovars, FIGO IV c (sog. Mesonephrom oder mesonephroides Karzinom). Es sind hellzellige, teils solide Adenokarzinome, die lichtmikroskopisch, nicht aber ultrastrukturell, dem Nierenkarzinom sehr ähnlich sind. Sie machen 5–10% aller Ovarialkarzinome aus.

Nicht selten sind diese Tumoren mit einer Hyperkalzämie assoziiert.

A Solide Anteile eines hellzelligen Karzinoms. Die Tumorzellen bilden solide Stränge, haben deutliche Zellmembranen. Das Zytoplasma ist reich an Glykogen, erscheint deshalb leer. Die Kerne sind polymorph, chromatinreich. (210×)

B Hellzelliges Adenokarzinom. Die karzinomatösen Drüsenschläuche werden von teils hellen, teils keulenförmigen Zellen ausgekleidet. Häufig finden sich kleine Papillen, die zum Teil eine Kapillarschlinge enthalten. (135×)
DD: Dottersacktumor.

C Typische sogenannte „hobnail cells". Dieser Drüsenschlauch ist von keulenförmigen Zellen ausgekleidet, auch „hobnail cells" genannt. Der Kern ist apikal gelegen, das Zytoplasma blaß, eosinophil und feinkörnig. (210×)

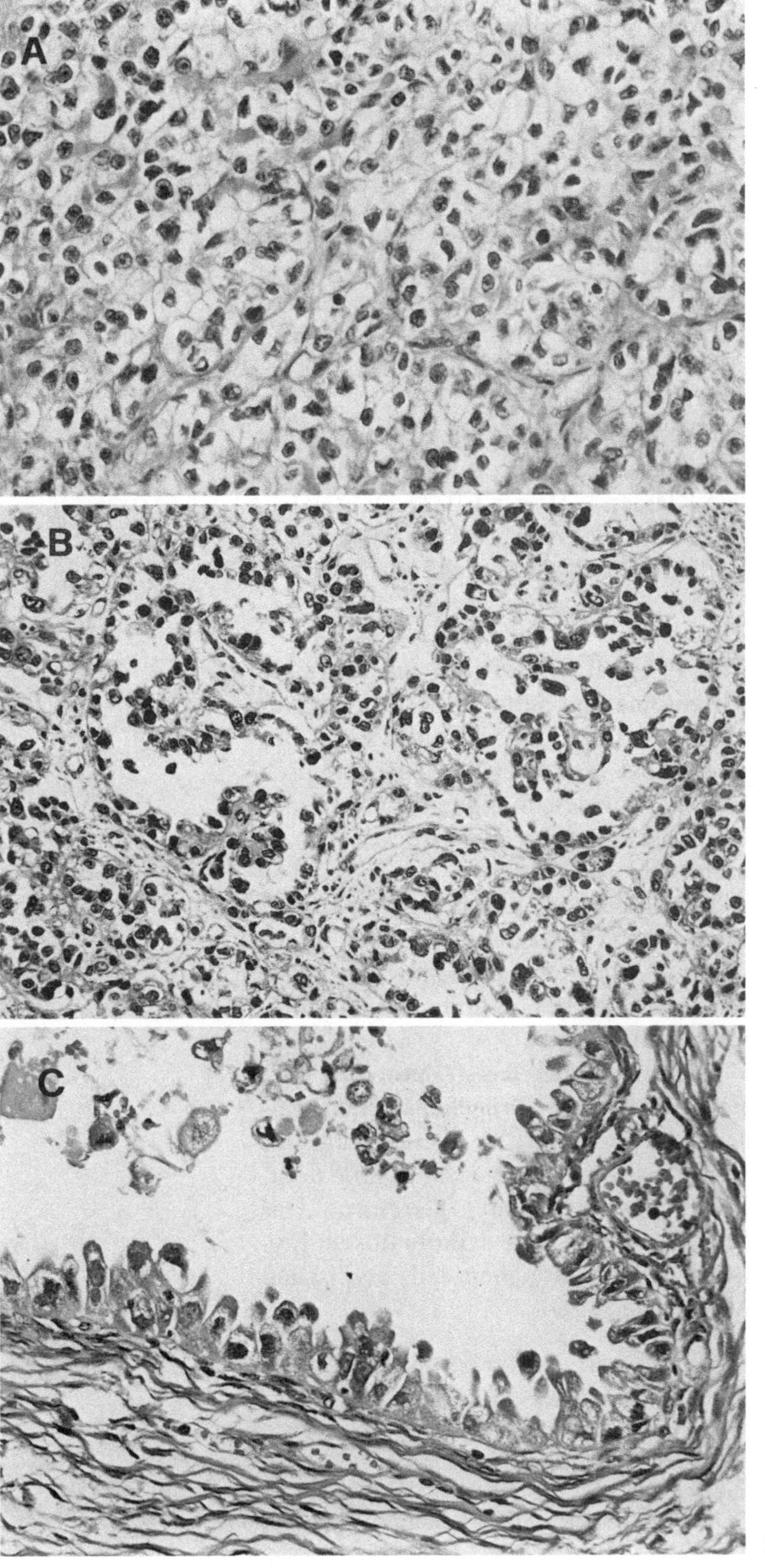

97

Abb. 98. Undifferenziertes Ovarialkarzinom, FIGO V. Die Tumorzellen bilden breite solide Stränge und weisen keine Differenzierung auf. Die Kerne sind stark polymorph, Mitosen sind häufig. (210×)
Die Suche nach besser differenzierten Abschnitten erlaubt oft, die Tumoren den Klassen I–IV der FIGO zuzuteilen.
DD: Endometriales Sarkom, von einem Endometrioseherd ausgehend.

Abb. 99 A, B. Maligne mesodermale Mischtumoren. Seltene bösartige Ovarialgeschwülste, die sich oft in einer Endometriose entwickeln. Histologisch sind sie mit den malignen mesodermalen Mischtumoren des Endometriums identisch.
A Karcinosarkom des Ovars. (Maligner mesodermaler Mischtumor vom homologen Typ). Vereinzelte karzinomatöse Drüsenschläuche in einem sarkomatösen Stroma. (85×)
B Karcinosarkom des Ovars. (Gleicher Fall wie A). Die Drüsenepithelien weisen sehr polymorphe Kerne auf, das Epithel ist vom Stroma durch eine deutliche Basalmembran getrennt. Das Stroma besteht aus sarkomatösen Elementen mit zahlreichen, teils atypischen Mitosen. (335×)

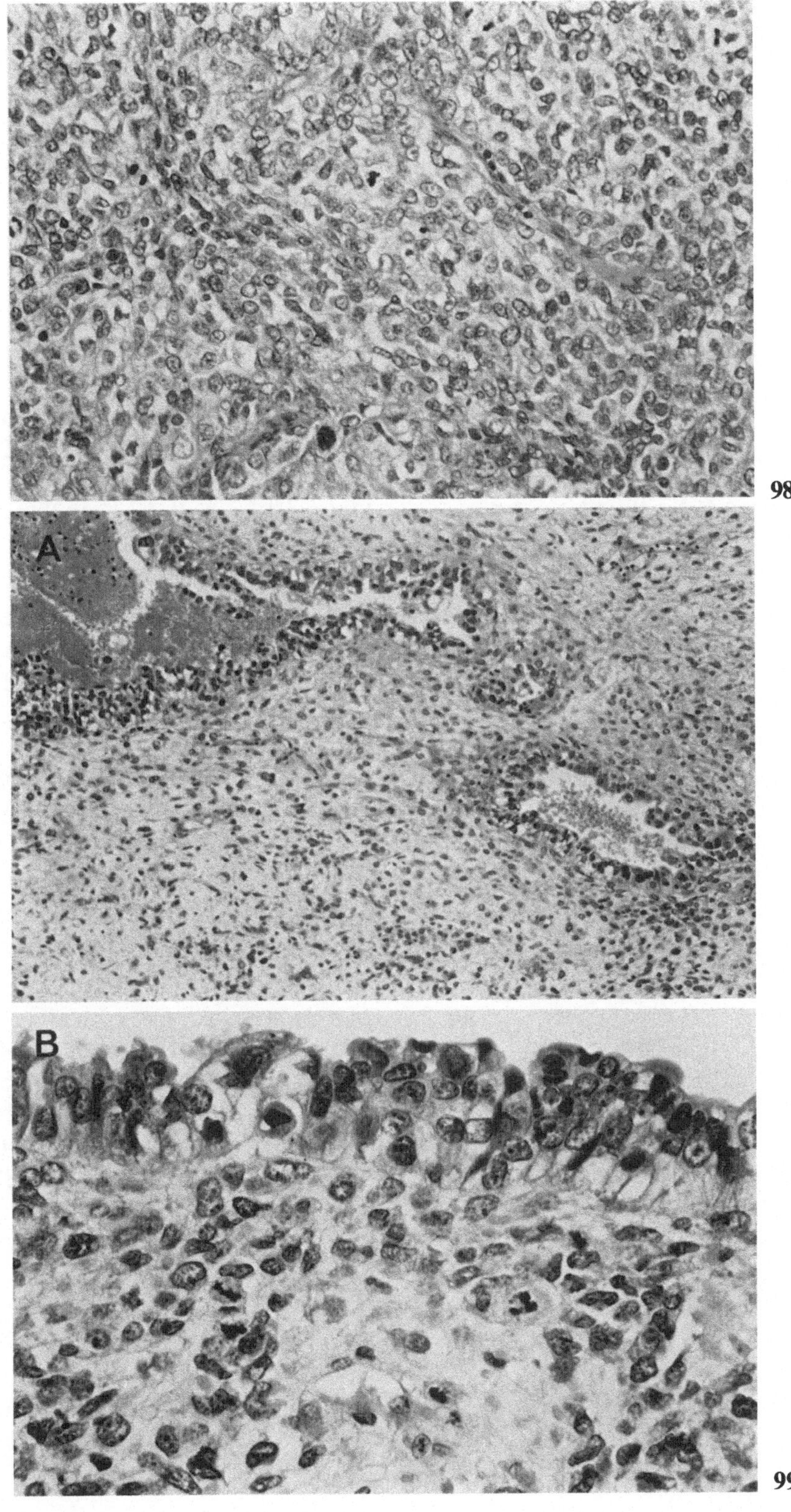

98

A

B

99

Tumoren des gonadalen Stromas

Granulosa-Thekazelltumoren

Diese Geschwülste sind meistens endokrin aktiv und bilden Östrogene, können aber gelegentlich Testosteron produzieren.
In den meisten Tumoren finden sich Theka- und Granulosazellen. Die reinen Thekome sind praktisch ausnahmslos gutartig. Hingegen sind 20–40% der Granulosazelltumoren bösartig und können sehr späte Rezidive oder Metastasen entwickeln. Ihr Malignitätspotential läßt sich morphologisch nicht erfassen.

Abb. 100. Fibrothekom. Spindelzelliges Tumorgewebe unterschiedlicher Zelldichte. Viele Zellen sind fibrozyten- oder fibroblastenähnlich. Zwischen den Tumorzellen mehr oder weniger Kollagenfasern und interzelluläre Substanz. (85×)

Abb. 101. Granulosazelltumor. Die neoplastischen Granulosazellen weisen meist einen ovalären Kern auf, der eine längliche Rille zeigt (Kaffeebohnenkern).
Mikrofolliculäres Muster mit den typischen „Call-Exner-Körperchen". In ihrer Mitte etwas PAS positives Material und Zelldetritus. Diese drüsenähnlichen Strukturen sind nicht von Retikulinfasern umgeben. (335×)

Abb. 102. Granulosazelltumor. Zylindromatöses Muster, wobei die Zellen in schmalen Strängen angeordnet sind, getrennt durch thekale Elemente, wenig Bindegewebe und Blutgefäße. (335×)

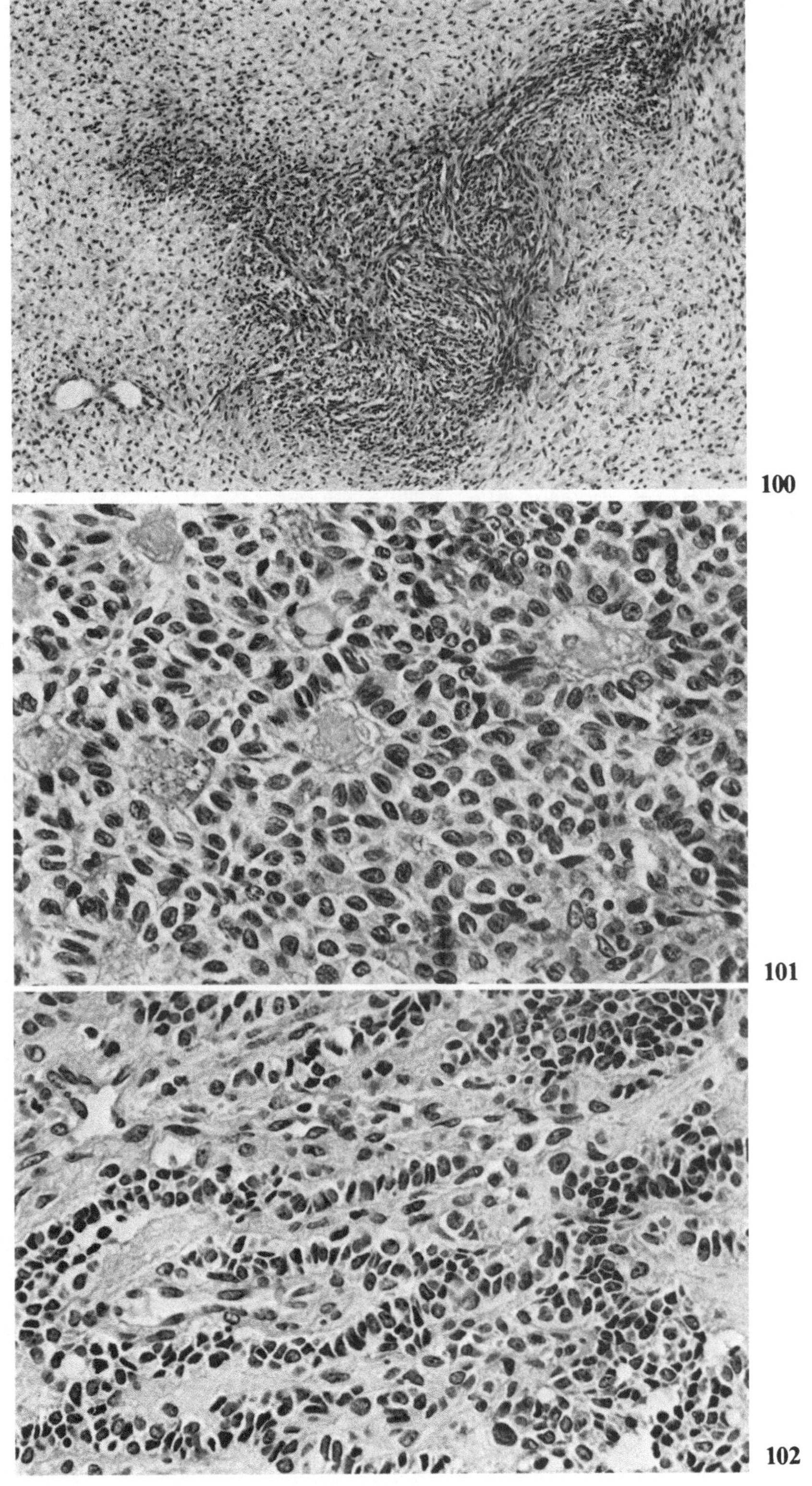

100

101

102

Abb. 103. Granulosazelltumor. Trabekuläres Muster. Im Gegensatz zum zylindromatösen Muster bilden hier die Tumorzellen breite Stränge, getrennt durch thekale Elemente und wenig Bindegewebe. (335×)

Abb. 104. Granulosazelltumor. Hier zeigen die Tumorzellen ein diffuses Wachstumsmuster. Die neoplastischen Granulosazellen wachsen in breiten Rasen, ohne irgendwelche besondere Anordnung. Höchstens sind vereinzelte rosettenähnliche Formationen erkennbar. (335×)

Abb. 105. Granulosazelltumor. Pseudosarkomatöses Muster. Die Tumorzellen sind zum Teil spindelförmig, weisen längliche Kerne auf und bilden unregelmäßige Züge, die in allen Richtungen verlaufen. Vereinzelte Zellen, möglicherweise thekale Elemente, sind luteinisiert. (335×)

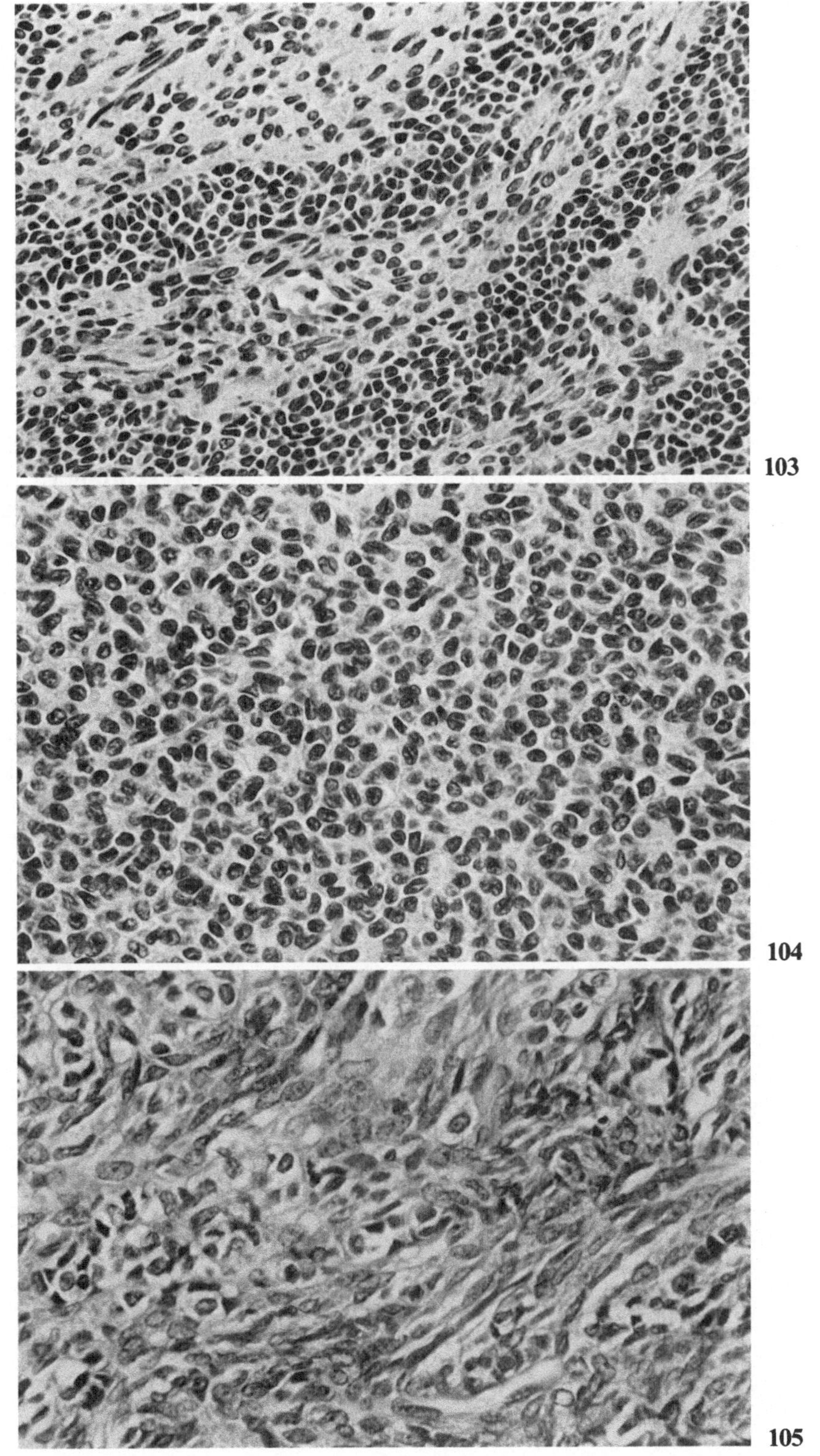

103

104

105

Sertoli-Leydigzelltumoren

Diese Geschwülste werden auch Androblastome oder Arrhenoblastome genannt. In ihrer großen Mehrzahl sind es gutartige Tumoren, die oft endokrin aktiv sind. Meistens bilden sie dann Testosteron, selten aber auch Östrogene.

Abb. 106. Gut differenzierter Sertoli-Leydigzelltumor. Eindeutige tubuläre Strukturen, die von „Sertolizellen" ausgekleidet werden. Dazwischen, einige, vorwiegend fettbeladene „Leydigzellen". (335×)

Abb. 107. Mäßig differenzierter Sertoli-Leydigzelltumor. Die „Sertolizellen" (unten rechts) bilden kaum noch tubuläre Strukturen. In der Mitte, eine „Leydigzelle" mit dem typischen Reinkekristal. (840×)

Abb. 108. Wenig differenzierter Sertoli-Leydigzelltumor. Die „Sertolizellen" bilden vorwiegend breite solide Stränge, Tubuli sind nur selten erkennbar. (335×)
DD: Granulosazelltumor mit diffusem Muster

Abb. 109. Hiluszelltumor. Gutartige Geschwulst bestehend aus Hilus- oder „Leydigzellen". Die Kerne sind rund, mit exzentrischem Nukleolus. (335×)

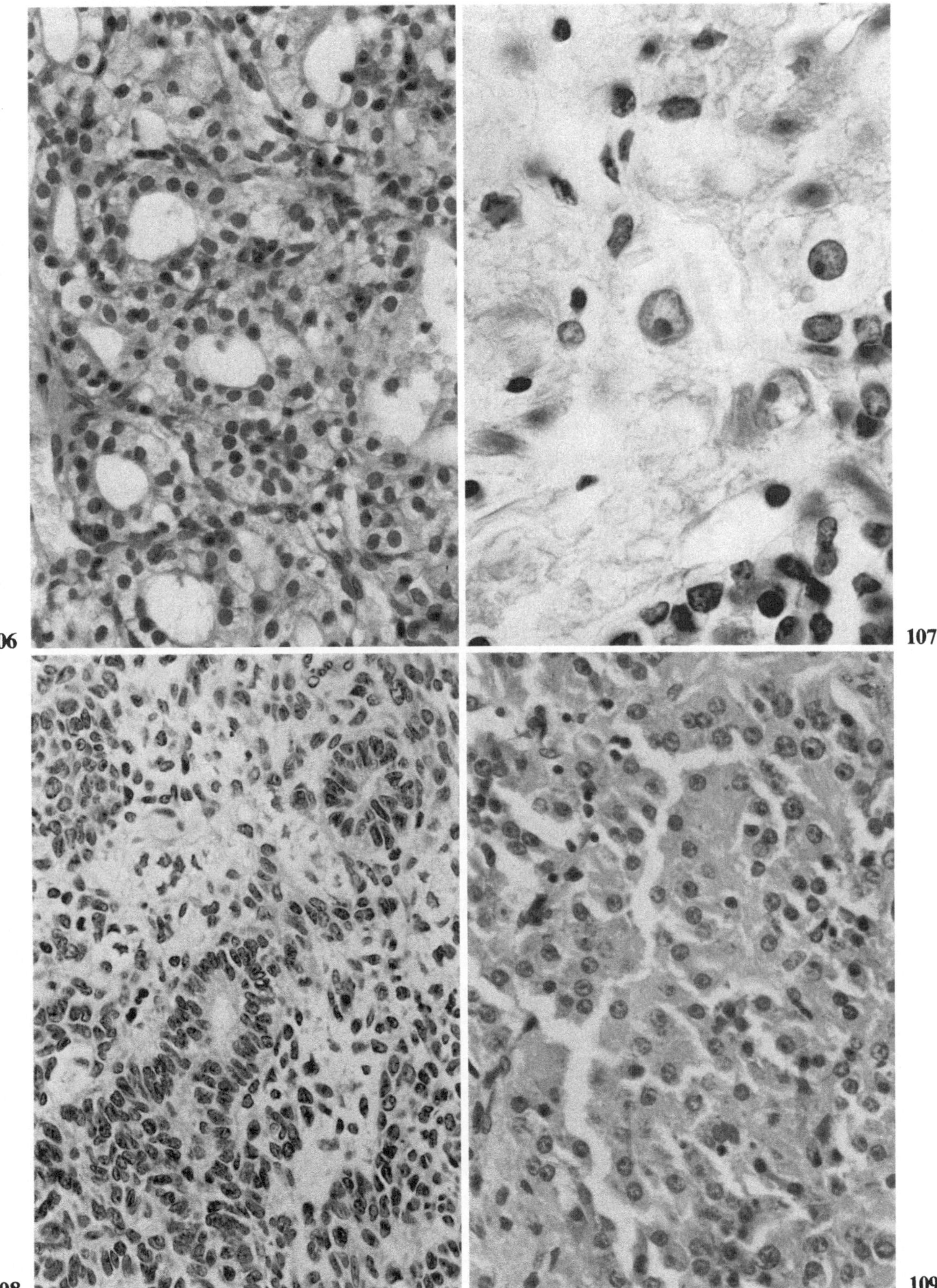

106
107
108
109

Die Keimzelltumoren

Abb. 110A–C. Das Dysgerminom des Ovars. Maligne Keimzellgeschwulst mit hoher Strahlenempfindlichkeit, die mit dem Seminom des Hodens identisch ist. Die typischen Tumorzellen sind in kleinen oder größeren Nester angeordnet, die von meist zarten bindegewebigen Septen getrennt werden. Die Tumorzellen sind rund, ovoid oder polygonal, das Zytoplasma ist reichlich, blaß eosinophil oder fast ungefärbt. Die Kerne sind groß, rund, chromatinreich. Mitosen sind meistens nur in bescheidener Zahl vorhanden. Die Septen aus Bindegewebe sind immer mehr oder weniger stark lymphozytär infiltriert. Je intensiver diese Infiltration, desto besser scheint die Prognose zu sein. Gelegentlich findet sich auch eine granulomatöse Reaktion mit Riesenzellen.
A Dysgerminom. Typisches Dysgerminom mit zarten bindegewebigen Septen und mäßiger Lymphozyteninfiltration. (210×)
B Dysgerminom. Charakteristische Tumorzellen mit unscharfen Zellgrenzen, klarem Zytoplasma, großen und chromatinreichen Kernen. Hier sind mehrere Mitosen erkennbar. (335×)
C Dysgerminom. In diesem Tumor findet sich eine ausgeprägte lymphozytäre Infiltration sowie eine herdförmige angedeutete granulomatöse Reaktion mit Riesenzellen. (210×)

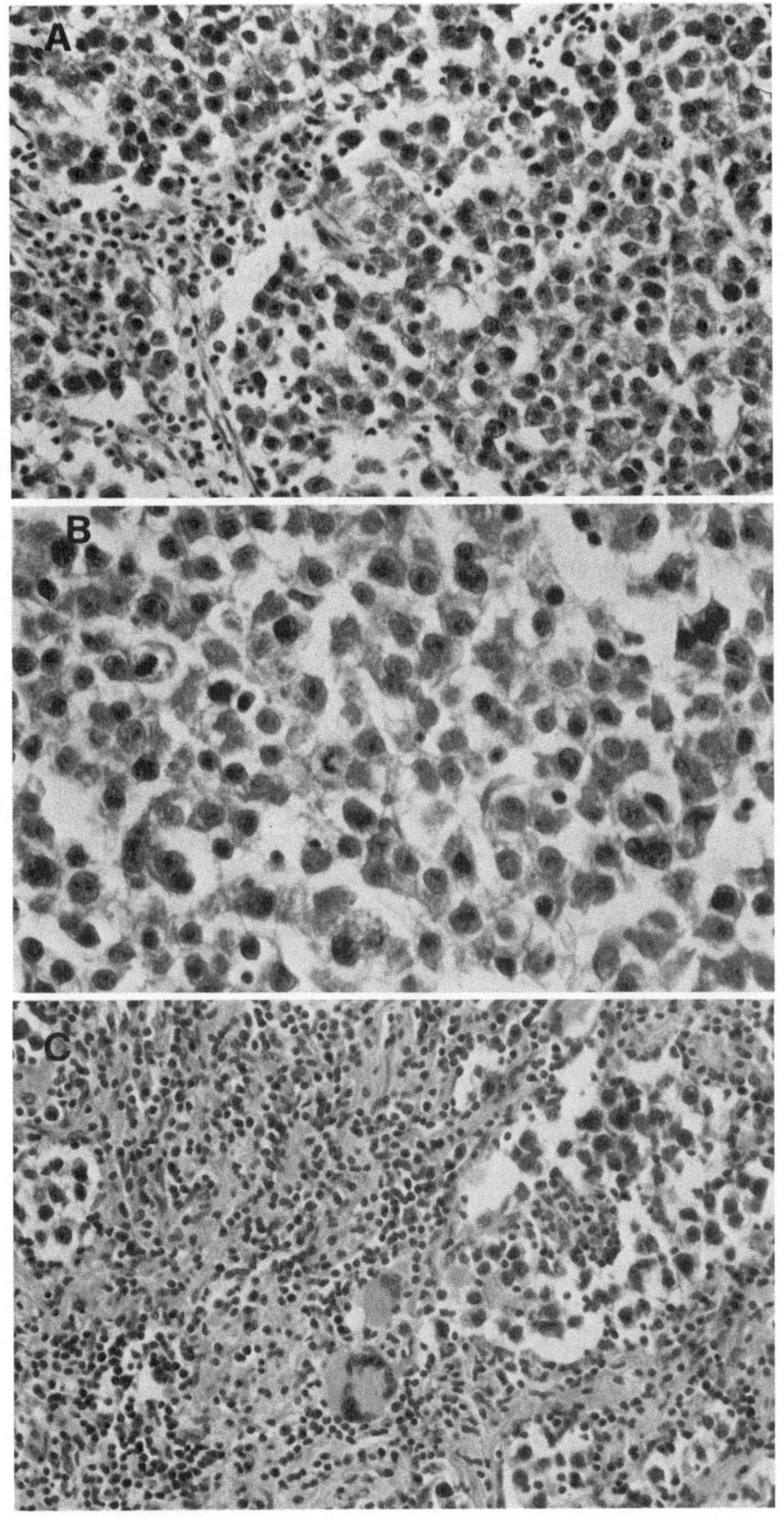

Abb. 111 A–D. Dottersacktumor. (endodermal sinus tumor). Hochmaligne Geschwulst des Ovars, die bei Kindern und Adoleszenten vorkommt.
Histologisch findet sich ein teils solides, teils kleinzystisches undifferenziertes Tumorgewebe. In den Zysten erkennt man oft kleine glomerulumähnliche Papillen, die eine Kapillarschlinge enthalten. Die Zystchen selber sind von kubischen bis abgeflachten endothelähnlichen Zellen ausgekleidet. Die soliden Anteile bestehen aus einem vollkommen undifferenzierten Mesoblast. Recht charakteristisch sind die „teratoid bodies", kleine eosinophile Kügelchen, die PAS-positiv sind und Alpha-Fötoprotein enthalten. Diese „bodies" liegen intra- und extrazellulär.
A Typische glomerulumähnliche Struktur in einem Zystchen (sog. Schiller-Duval-Körperchen). (210×)
B Solide und kleinzystische Anteile des Tumorgewebes mit charakteristischen intrazystischen Papillen. (210×)
C Solide undifferenzierte Bezirke mit zahlreichen „teratoid bodies". (335×)
D Tubuläre Strukturen im gleichen Tumor, die etwas an den sogenannten „polyvesicular vitelline tumor" von Teilum erinnern. (135×)

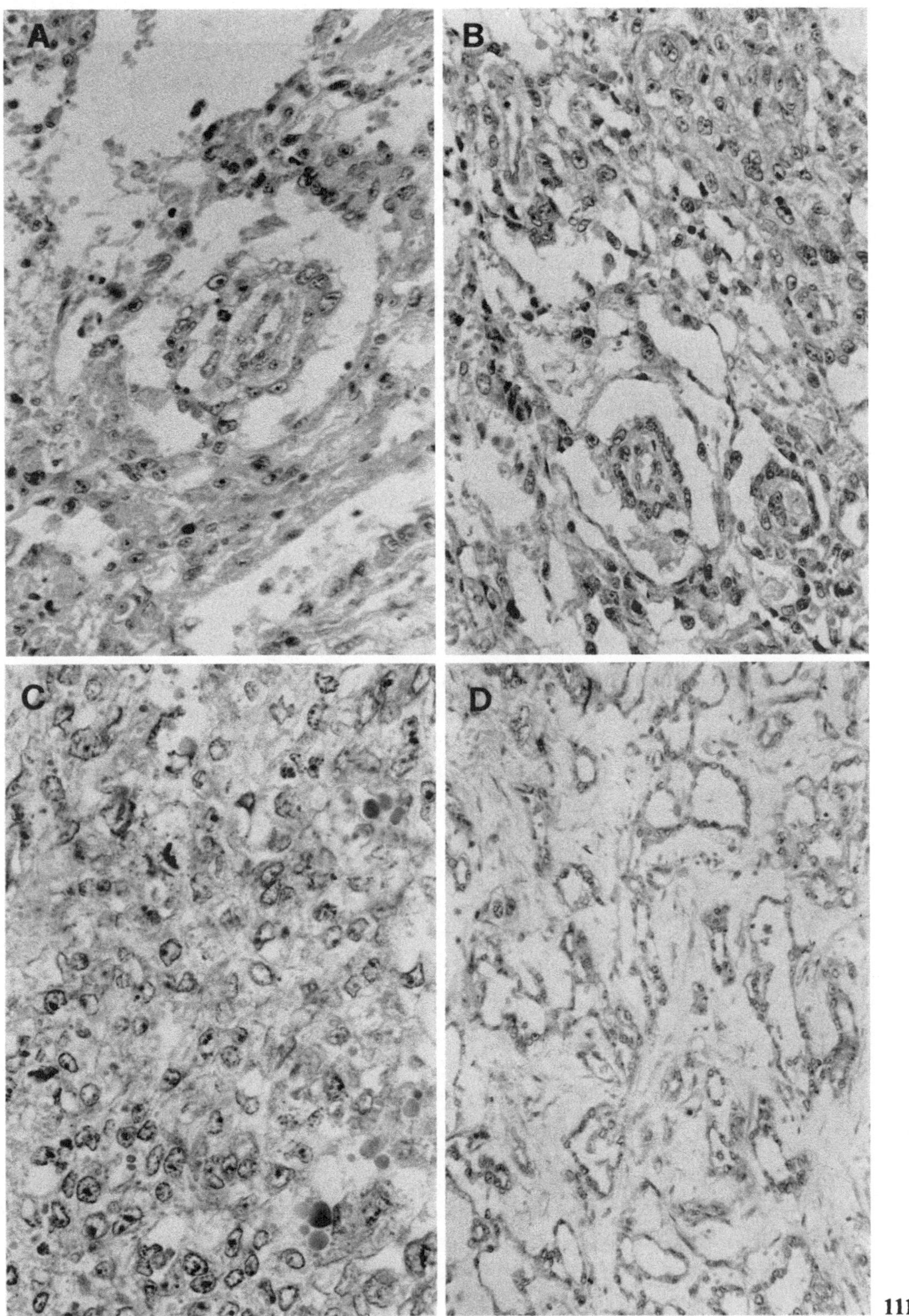

111

93

Reife Ovarialteratome

Gutartige meist zystische Keimzelltumoren, die vorwiegend ektodermale Derivate enthalten. Die Zysten sind typischerweise mit Talgmassen und Haaren gefüllt. In den soliden Abschnitten können alle möglichen Gewebsarten vorkommen.
Sonderformen sind die Struma ovarii und das primäre Carcinoid des Ovars.
Eine maligne Entartung der reifen Ovarialteratome ist sehr selten. Meistens handelt es sich dann um die Entwicklung eines Pflasterzellkarzinoms.

Abb. 112. Reifes zystisches Teratom. Ektodermale Derivate wie in einer normalen Haut mit Hautanhangsgebilden: Talgdrüsen und Haare. (25×)

Abb. 113. Reifes zystisches Teratom. Knochen und Knorpel sind häufig vorhandene mesodermale Derivate. Zähne sind nicht selten ausgebildet. (53×)

Abb. 114. Reifes zystisches Teratom. Gut differenziertes Hirngewebe mit Neuronen. Die Ruptur solcher Tumoren kann zu einer Gliomatosis peritonei führen. (210×)

Abb. 115. Struma ovarii. Das Tumorgewebe besteht ausschließlich aus Schilddrüsengewebe. Eine maligne Entartung ist äußerst selten. (210×)

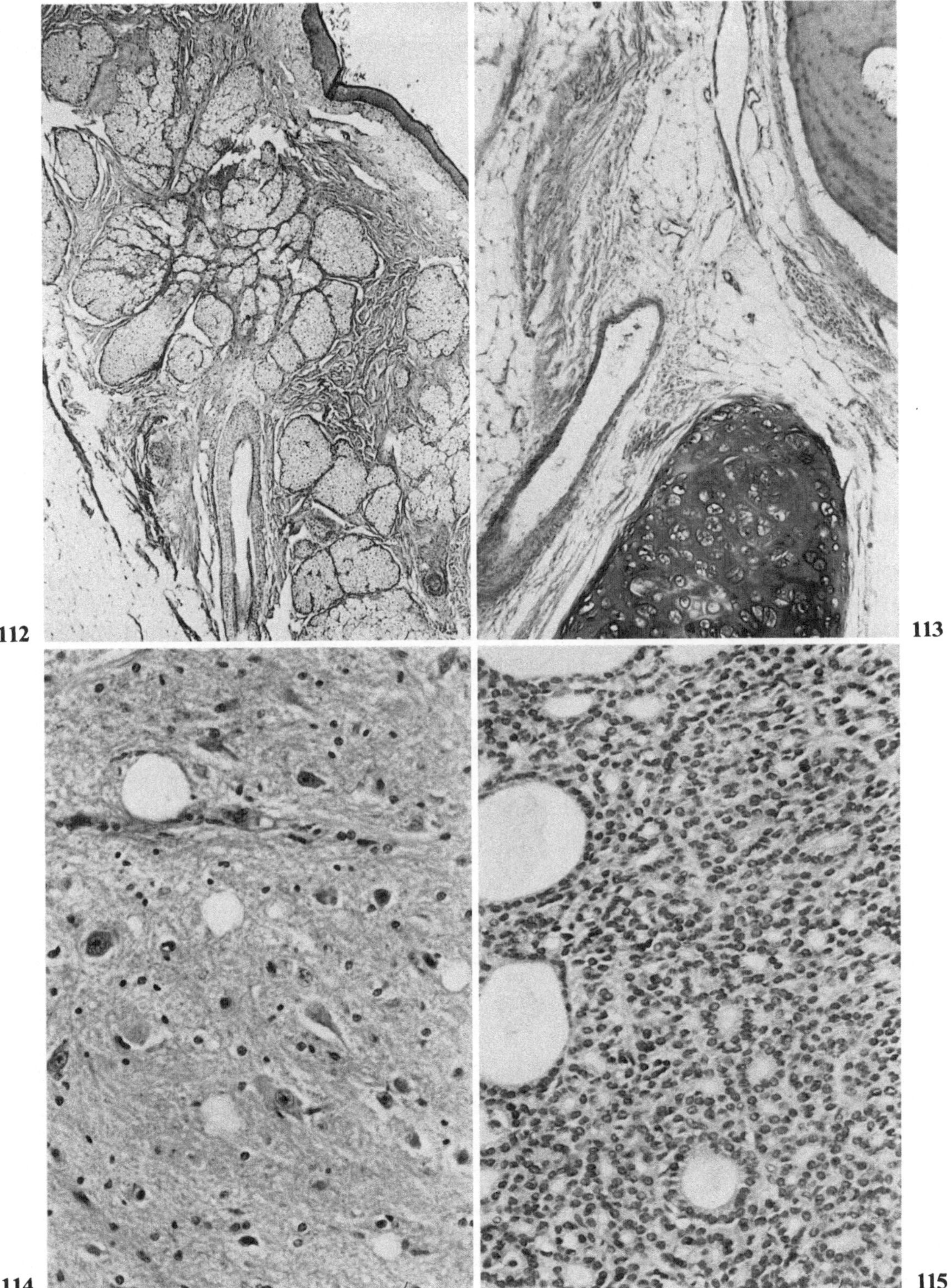

112
113
114
115

Abb. 116. Primäres Carcinoid des Ovars. Histologisch ist diese Geschwulst identisch mit den Carcinoiden anderer Lokalisation. Wie diejenigen des Dünndarms können sie metastasieren und zu einem Carcinoidsyndrom führen. (110×)

Das unreife Ovarialteratom

Diese maligne Geschwulst enthält vorwiegend embryonale oder unreife Gewebsarten. Meistens sind aber auch einige ausgereifte Anteile vorhanden.

Das unreife Teratom kommt vorwiegend bei Kindern und Adoleszenten vor. Makroskopisch handelt es sich um vorwiegend solide Tumoren mit zahlreichen kleinen Zysten.

Histologisch finden sich zahlreiche Gewebsarten in verschiedenen Ausreifungsgraden. Am häufigsten ist neurales Gewebe inklusiv Neuroepithel, Glia und neuroblastomähnliche Bezirke. Verschiedene unreife oder embryonale Epithelien ektodermaler oder endodermaler Herkunft sowie unreifes Knorpel- und Knochengewebe sind meistens erkennbar.

Abb. 117. Unreifes Knochengewebe und drüsenähnliche Schläuche in einem undifferenzierten Stroma. (85×)

Abb. 118. Unreifes Knorpelgewebe und neuroepitheliale Bezirke. (67×)

Abb. 119. Neuroepitheliale Rosette, von Gliazellen umgeben. (210×)

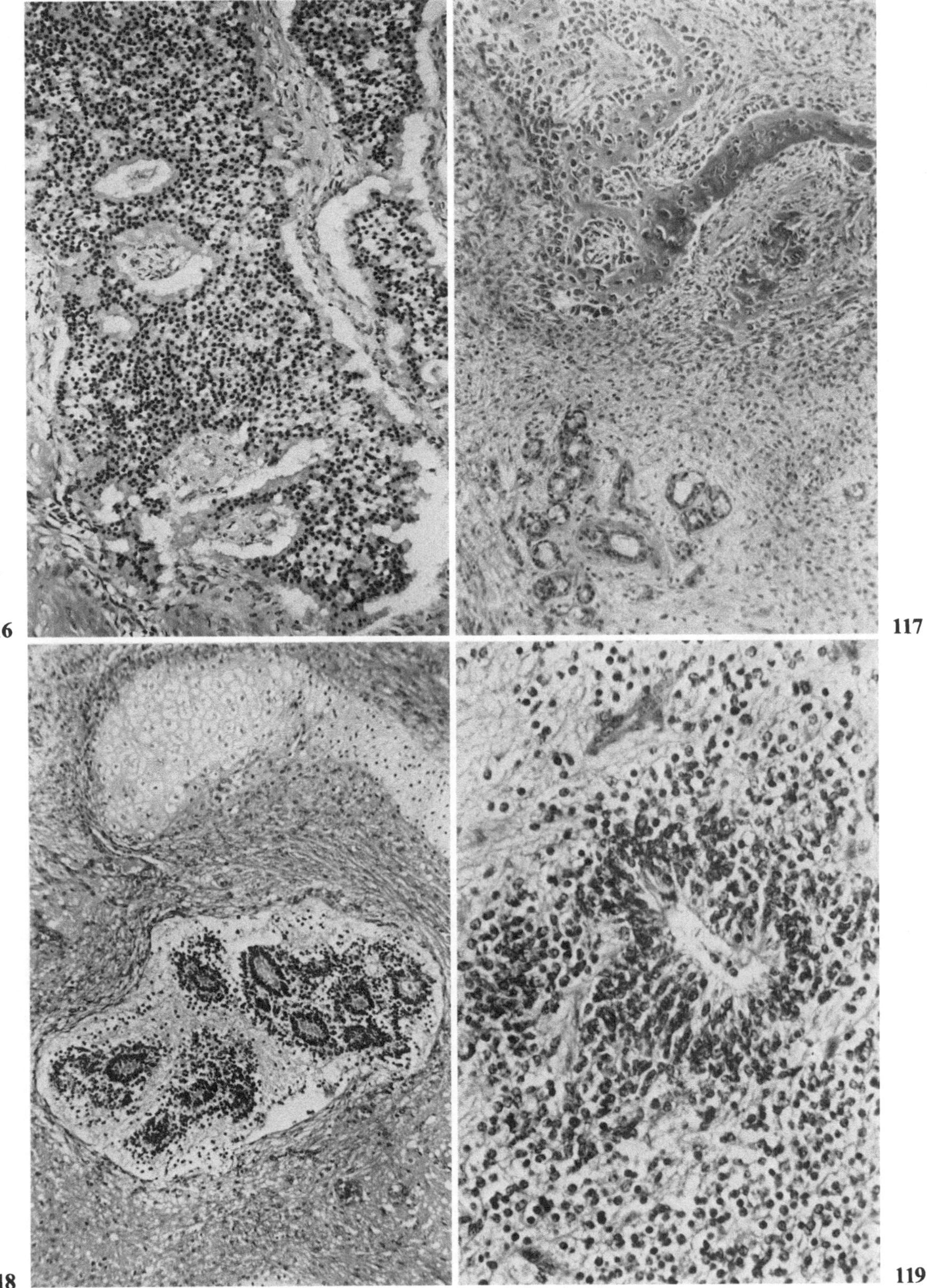

116 117

118 119

Der Brennertumor

Ein Tumor ungeklärter Histogenese, der fast ausnahmslos gutartig ist.
Histologisch finden sich Nester von urothelähnlichen Zellen in einem dichten Bindegewebe. Die Epithelzellen sind sehr regelmäßig, die Kerne sind ovalär mit einer länglichen Rille, das Zytoplasma ist hell. Die größeren epithelialen Nester werden oft zystisch, wobei die innerste Schicht eine sogenannte muzinöse Metaplasie aufweist.

Abb. 120. Mehrere typische solide Epithelnester in einer bindegewebigen Matrix. Die beginnende Kavitation und die zystische Umwandlung der größeren Epithelverbände sind bereits erkennbar. (67×)

Abb. 121. Zystische Umwandlung eines Epithelverbandes mit deutlicher muzinöser Metaplasie der inneren Zellschicht. (210×)

Ovarialmetastasen

Insbesondere die Karzinome der Brustdrüse, des Genitaltraktes, des Magens und des Darmes sowie die Tumoren des hämatopoietischen Systems neigen dazu, Ovarialmetastasen zu setzen.

Abb. 122. Ovarialmetastase eines Mammakarzinoms. Zahlreiche solide und drüsenähnliche Tumorzellverbände im Ovarialstroma, das eine gewisse reaktive Fibrose aufweist. (210×)

Abb. 123. Ovarialmetastase eines Magenkarzinoms. Typischer Kruckenbergtumor. Zahlreiche Siegelringzellen, die PAS-positiv sind, durchsetzen das Ovarialstroma. (335×)

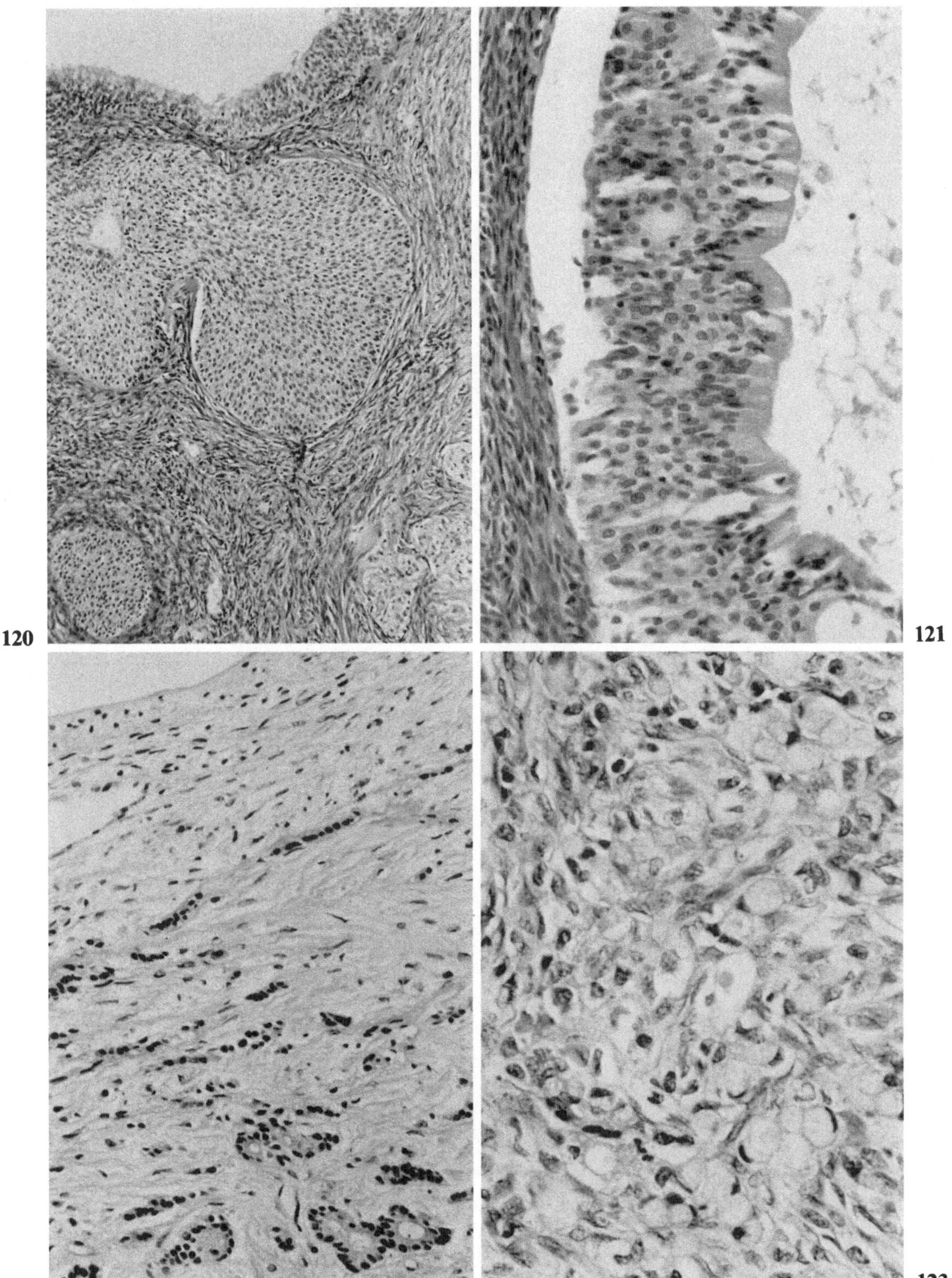

120

121

122

123

VIII. Histopathologie der trophoblastischen Krankheit: Blasenmole und Choriokarzinom

Literatur

Miller JM Jr, Surwit EA, Hammond CB (1979) Choriocarcinoma following term pregnancy. Obstet Gynecol 53:207–212

Philippe E (1974) Histopathologie placentaire. La maladie trophoblastique. Masson, Paris

Vassilakos P, Riotton G, Kajii T (1977) Hydatidiform mole: two entities. Am J Obstet Gynecol 127:167–170

Die Blasenmole

Histologisch ist die Blasenmole dadurch charakterisiert, daß alle Zotten ein stark
ödematös aufgelockertes und gefäßloses Stroma sowie eine gewisse Proliferation
des Trophoblasten aufweisen. Die Intensität der Trophoblastenproliferation und
die Polymorphie der trophoblastischen Zellen erlauben bis zu einem gewissen
Grad eine grobe Einschätzung des Malignitätspotentials einer Blasenmole.
Die sichere Diagnose einer infiltrativen Blasenmole kann aber nur dann gestellt
werden, wenn das Hysterektomiepräparat untersucht werden kann.
Die Anwesenheit von Plazentarzotten schließt die Diagnose eines Choriokarzinoms
aus.
Differentialdiagnostisch wichtig ist die partielle Blasenmole, die nichts mit der sogenannten trophoblastischen Krankheit zu tun hat. Diese „Mißbildung" der Pla-
zenta kommt vorwiegend bei Chromosomenanomalien vor. Nur ein Teil der Zotten
ist blasig aufgetrieben, und es besteht keine Proliferation des Trophoblasten. Eine
maligne Entartung einer partiellen Blasenmole wurde nicht beobachtet.

Abb. 124. Blasenmole mit mäßiger Proliferation des Trophoblasten. Das Zot-
tenstroma ist ödematös und gefäßlos.
(85×)

Abb. 125A, B. Blasenmole mit starker
Proliferation des Trophoblasten. Die
Zellen des Zyto- und des Syncytiotrophoblasten und ihre Kerne weisen eine
gewisse Polymorphie auf. (A: 85×; B:
210×)

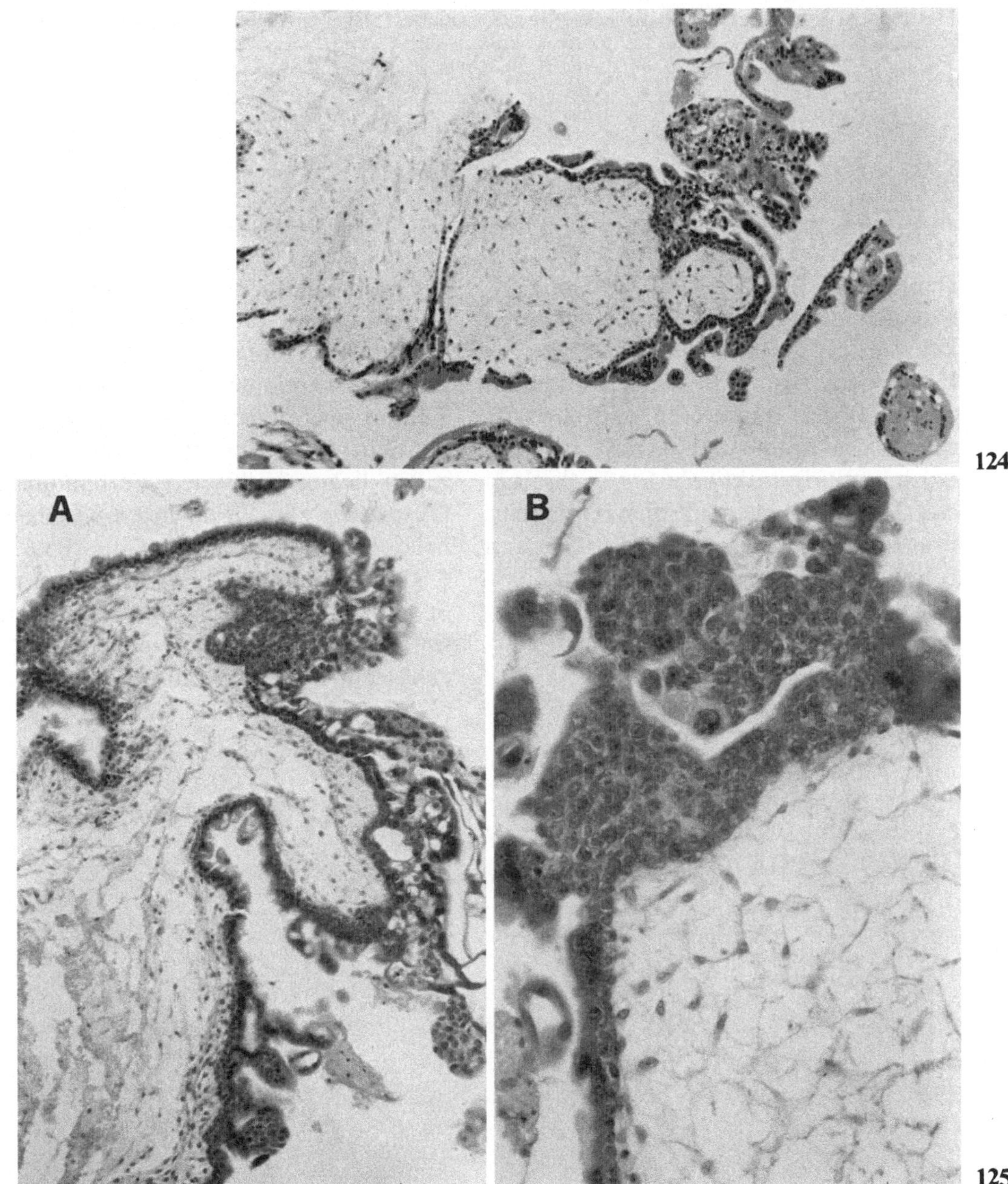

124

125

Abb. 126 A–C.   Das   Choriokarzinom. Hochmaligner Tumor des Trophoblasten, der in den meisten Fällen mit Zytostatika erfolgreich behandelt werden kann.

Histologisch ist das Choriokarzinom charakterisiert durch eine wilde Proliferation des Zyto- und Syncytiotrophoblasten mit destruktivem Einwachsen in das Myometrium, multiplen Gefäßeinbrüchen, ausgedehnten Nekrosen und Blutungen. Die Tumorzellen sind ausgesprochen polymorph, atypische Mitosen sind häufig. Es sind keine Plazentarzotten nachweisbar.

Lungenmetastasen erfolgen schon früh. Leber- und Hirnmetastasen sind besonders schwerwiegend für die Prognose.

A Choriokarzinom. Proliferierender und invasiv wachsender maligner Zyto- und Syncytiotrophoblast. (53×)

B Choriokarzinom. Invasionsfront des Tumorgewebes im Myometrium, das lymphozytär infiltriert ist. Die Tumorzellen liegen in breiten Verbänden im Gegensatz zum Syncytiotrophoblasten bei der Myometritis syncytialis. (85×)

C Choriokarzinom. Die Zellen des malignen Trophoblasten und ihre Kerne sind ausgesprochen polymorph. Es sind zahlreiche atypische Mitosen erkennbar. (270×)

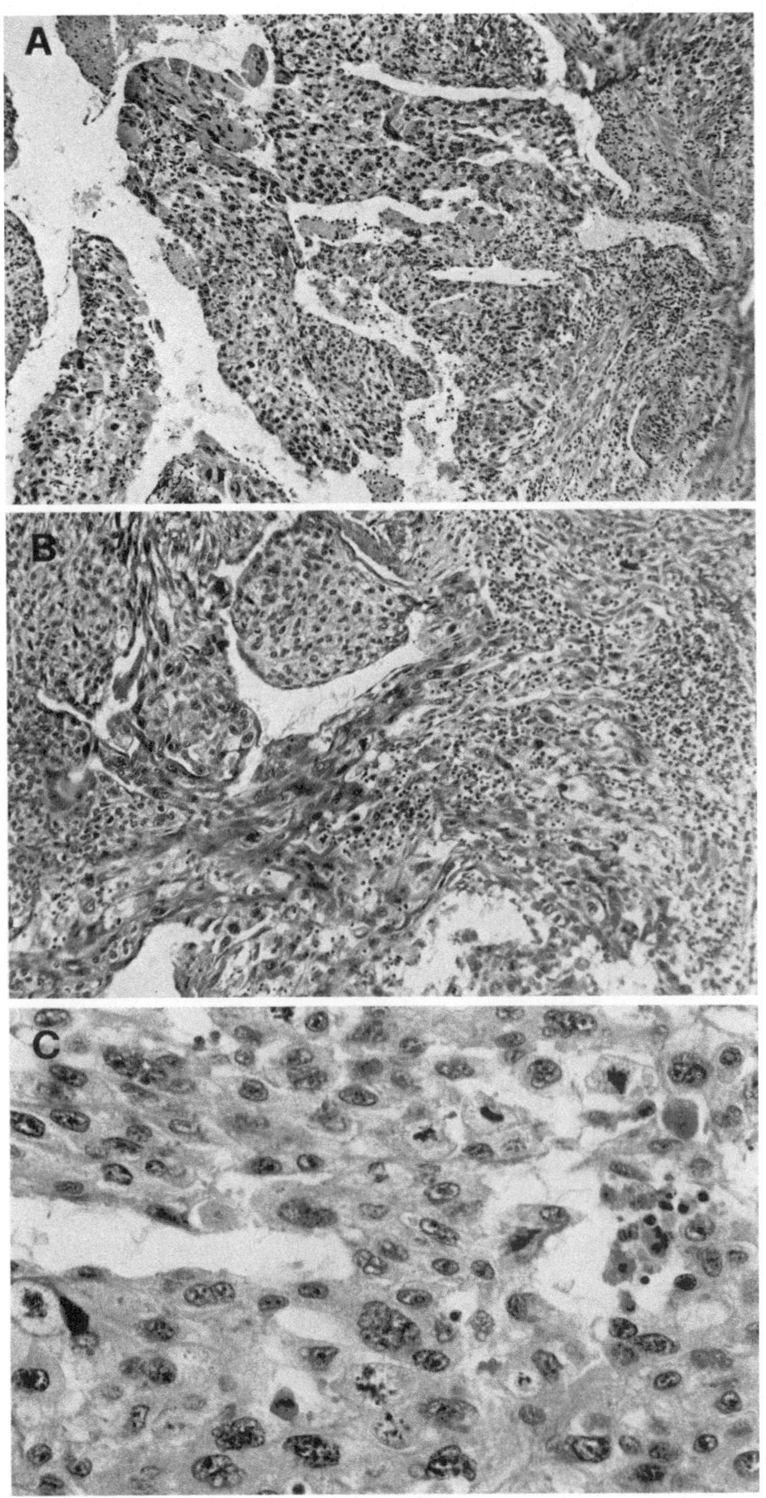

126

IX. Klinische Stadieneinteilungen und histologische Klassifikationen der Tumoren des weiblichen Genitaltraktes

Literatur

International Federation of Gynecology and Obstetrics (1971) Classification and staging of malignant tumors in the female pelvis. Acta Obstet Gynecol Scand 50: 1–7

Serov SF, Scully RE (1973) Histological typing of ovarian tumors. International histological classification of tumours No. 9. Geneva, World Health Organization

TNM Klassifikation und Stadieneinteilung der Karzinome der Vulva

T: Primärtumor

T1: Karzinom auf die Vulva beschränkt. Der Tumor ist 2 cm im Durchmesser oder kleiner.
T2: Karzinom auf die Vulva beschränkt. Der Tumor ist größer als 2 cm im Durchmesser.
T3: Karzinom irgendwelcher Größe mit Übergreifen auf Urethra und/oder Vagina und/oder Perineum und/oder Anus.
T4: Karzinom irgendwelcher Größe mit Infiltration der Schleimhaut der Harnblase und/oder des Rectums inklusiv der oberen Urethra und/oder des Knochens.

N: Regionäre Lymphknoten

N0: Keine palpable Lymphknoten.
N1: Palpable Lymphknoten in der Inguina. Die Lymphknoten sind aber nicht vergrößert, beweglich, klinisch unverdächtig.
N2: Palpable vergrößerte aber bewegliche Lymphknoten, die klinisch verdächtig sind.
N3: Fixierte oder exulzerierte Lymphknoten.

M: Fernmetastasen

M0: Keine klinisch feststellbare Fernmetastasen.
M1a: Palpable tiefe pelvine Lymphknoten.
M1b: Andere Fernmetastasen.

Stadium I: T1 N0 M0, T1 N1 M0,

Stadium II: T2 N0 M0, T2 N1 M0,

Stadium III: T3 N0 M0, T3 N1 M0, T3 N2 M0, T1 N2 M0, T2 N2 M0,

Stadium IV: T1 N3 M0, T2 N3 M0, T3 N3 M0, T4 N3 M0, T4 N0 M0, T4 N1 M0, T4 N2 M0, sowie alle Fälle mit M1a oder M1b.

Stadieneinteilung der Karzinome der Vagina

Präinvasives Karzinom

Stadium 0. Carcinoma in situ, intraepitheliales Karzinom.

Invasives Karzinom

Stadium I: Das Karzinom ist auf die Vaginalwand beschränkt.

Stadium II: Das Karzinom überschreitet die Vaginalwand, erreicht aber nicht die Beckenwand.

Stadium III: Das Karzinom hat die Beckenwand erreicht.

Stadium IV: Das Karzinom überschreitet das kleine Becken oder infiltriert die Blasen- und/oder Rektalschleimhaut. Ein bullöses Ödem der Blasenschleimhaut allein erlaubt die Einteilung als Stadium IV nicht.

Stadieneinteilung der Karzinome der Portio

Präinvasives Karzinom

Stadium 0: Carcinoma in situ, intraepitheliales Karzinom. Die Fälle von Stadium 0 sollen in keiner Erfolgsstatistik figurieren.

Invasive Karzinome

Stadium I: Das Karzinom ist auf die Portio beschränkt.
Ia: frühe Stromainvasion, Mikroinvasion oder Mikrokarzinom
Ib: alle andere Fälle von Stadium I

Stadium II: Das Karzinom überschreitet die Portio, erreicht aber nicht die Beckenwand. Das Karzinom ergreift die Vagina, nicht aber ihr unteres Drittel.

IIa: Die Parametrien sind klinisch tumorfrei.

Stadium III: Das Karzinom erreicht die Beckenwand. Bei der Rektaluntersuchung besteht kein tumorfreier Raum zwischen Karzinom und Beckenwand. Das Karzinom ergreift das untere Drittel der Vagina.
IIIa: Das Karzinom erreicht nicht die Beckenwand.
IIIb: Das Karzinom erreicht die Beckenwand.

Stadium IV: Das Karzinom überschreitet das kleine Becken oder ergreift die Blasen- und/oder Rektalschleimhaut. Ein bullöses Ödem allein erlaubt nicht die Einteilung als Stadium IV.

Stadieneinteilung der Karzinome des Endometriums

Präinvasives Karzinom

Stadium 0: Carcinoma in situ. Je nach Autor handelt es sich bei solchen Fällen um eine atypische adenomatöse Hyperplasie oder um ein invasives Karzinom, das aber das Myometrium nicht erreicht hat.

Die Fälle von Stadium 0 sollen in keiner Erfolgsstatistik figurieren.

Invasive Karzinome

Stadium I: Das Karzinom ist auf das Korpus beschränkt.

I a: Uterussondenlänge $\ll$ 8 cm

I b: Uterussondenlänge > 8 cm

Stadium II: Das Karzinom ergreift Korpus und Zervix.

Stadium III: Das Karzinom überschreitet den Uterus aber nicht das kleine Becken.

Stadium IV: Das Karzinom überschreitet das kleine Becken oder ergreift die Blasen- und/oder Rektalschleimhaut. Ein bullöses Ödem allein erlaubt nicht die Einteilung als Stadium IV.

Die Stadien I sollen in Bezug auf die Histologie in folgenden Untergruppen eingeteilt werden;

G 1: Hochdifferenzierte Adenokarzinome.

G 2: Adenokarzinome mit zum Teil soliden Bezirken.

G 3: Vorwiegend solide oder ganz undifferenzierte Karzinome.

Die Tiefe der Infiltration ins Myometrium, die einen prognostischen Wert hat, soll beim Stadium I vom Pathologen erwähnt werden.

Stadieneinteilung der Ovarialkarzinome

Stadium I: Tumor auf die Ovarien begrenzt.

I a: einseitiger Tumor, kein Aszites
1. kein Tumor auf der Oberfläche des Ovars, intakte Kapsel.
2. Tumor auf der Oberfläche des Ovars und/oder rupturierte Kapsel.

I b: beidseitiger Tumor, kein Aszites (1 und 2, wie beim Stadium I a)

I c: Stadium I a oder I b mit Aszites oder nachgewiesenen Tumorzellen in Peritonealspülungen.

Stadium II: Ein- oder beidseitiger Ovarialtumor mit Ausdehnung im kleinen Becken.

II a: Ausdehnung und/oder Metastase des Tumors, Uterus und/oder Tube betreffend.

II b: Ausdehnung in andere Organe im kleinen Becken.

II c: Stadium II a oder II b mit Aszites oder nachgewiesenen Tumorzellen in Peritonealspülungen.

Stadium III: Ein- oder beidseitiger Ovarialtumor mit intraperitonealen Metastasen außerhalb des kleinen Beckens und/oder retroperitonealen Lymphknotenmetastasen.
Tumor nur im kleinen Becken, aber mit Ausdehnung in Netz oder Dünndarm.

Stadium IV: Ein- oder beidseitiger Ovarialtumor mit Fernmetastasen. Bei Pleuraergüssen erlaubt nur eine positive Zytologie die Einteilung in Stadium IV. Parenchymatöse Lebermetastasen entsprechen einem Stadium IV.

Histologische Klassifikation der Ovarialtumoren (WHO, 1973)

I. Gewöhnliche „epitheliale" Tumoren (siehe auch FIGO-Klassifikation, 1971)

Seröse Tumoren

- *benigne:* Zystadenom, papilläres Zystadenom, oberflächliches Papillom, Adenofibrom, Zystadenofibrom
- *semimaligne:* Zystadenom, papilläres Zystadenom, oberflächliches Papillom, Adenofibrom, Zystadenofibrom
- *maligne:* Adenokarzinom, papilläres Adenokarzinom, papilläres Zystadenokarzinom, oberflächliches papilläres Karzinom, malignes Adenofibrom, malignes Zystadenofibrom

Muzinöse Tumoren

- *benigne:* Zystadenom, Adenofibrom, Zystadenofibrom
- *semimaligne:* Zystadenom, Adenofibrom, Zystadenofibrom
- *maligne:* Adenokarzinom, Zystadenokarzinom, malignes Adenofibrom, malignes Zystadenofibrom

Endometrioide Tumoren

- *benigne:* Adenom, Zystadenom, Adenofibrom, Zystadenofibrom
- *semimaligne:* Adenom, Zystadenom, Adenofibrom, Zystadenofibrom
- *maligne:* Karzinom, Adenokarzinom, Adenoakanthom, adenosquamöses Karzinom, malignes Adenofibrom, malignes Zystadenofibrom, endometrioides stromales Sarkom, mesodermales Adenosarkom, mesodermale Mischtumoren, homologe und heterologe

Hellzellige (mesonephroide) Tumoren

- *benigne:* Adenofibrom
- *semimaligne:* Karzinom von niedrigem Malignitätsgrad
- *maligne:* Karzinom, Adenokarzinom

Brenner Tumoren

- *benigne*
- *semimaligne:* proliferierender Brenner Tumor
- *maligne*

Gemischte epitheliale Tumoren

- *benigne*
- *semimaligne*
- *maligne*

Undifferenziertes Karzinom

Unklassifizierte epitheliale Tumoren

II. Tumoren des gonadalen Stromas

Granulosa-Stromazelltumoren

- *Granulosazelltumor*
- *Tumoren der Gruppe Thekom-Fibrom:* Thekom, Fibrom und unklassifizierte (sklerosierender stromaler Tumor, andere)

Sertoli-Leydigzelltumoren (Androblastome)

- *gut differenzierte:* Sertolizelltumor, tubuläres Androblastom, Sertolizelltumor mit Lipidspeicherung, Androblastom mit Lipidspeicherung (folliculome lipidique de Lecène), Sertoli-Leydigzelltumor (tubuläres Adenom mit Leydigzellen)
- *mäßig differenzierte*
- *wenig differenzierte* (sarkomatoide Tumoren)
- *mit heterologen Elementen*

Gynandroblastom

Unklassifizierte. Gonadaler Stromatumor mit Ringtubuli, andere

III. Lipidzelltumor (Lipoidzelltumor)

IV. Keimzelltumoren

Dysgerminom

Endodermal sinus tumor (Dottersacktumor)

Embryonales Karzinom

Polyembryom

Choriokarzinom

Teratome
- *unreife Teratome*
- *reife Teratome:* solid, zystisch, Dermoidzyste (reifes zystisches Teratom), Dermoidzyste mit maligner Transformation
- *monodermale und hochspezialisierte Teratome:* Struma ovarii, Carcinoid, Strumales Carcinoid, andere

Mischformen

V. Gemischte Keimzell- und Gonadalenstromatumoren

Gonadoblastom
- rein
- mit Dysgerminom oder einem anderen Keimzelltumor

Andere

VI. Für das Ovar nicht spezifische Weichteiltumoren

VII. Unklassifizierte Tumoren

VIII. Sekundärtumoren (metastatische Tumoren)

IX. Tumorähnliche Veränderungen

Luteom der Schwangerschaft
Hyperplasie und Hyperthekosis des
ovarialen Stromas
Massives Ödem
Solitäre Follikelzyste und Corpusluteumzyste
Multiple Follikelzysten (polyzystisches
Ovar)

Multiple luteinisierte Follikelzysten
und/oder Corpora lutea (Hyperreactio luteinalis)
Endometriose
Inklusionszysten
Einfache (epithellose) Zysten
Inflammatorische Veränderungen
Paraovarielle Zysten

Histologische Klassifikation der gewöhnlichen epithelialen Ovarialtumoren (FIGO, 1971)

I. Seröse Tumoren
a) benigne seröse Zystadenome;
b) seröse Zystadenome mit Proliferation der Epithelzellen und Kernabnormitäten aber ohne infiltratives destruktives Wachstum (low potential malignancy);
c) seröse Zystadenokarzinome.

II. Muzinöse Tumoren
a) benigne muzinöse Zystadenome;
b) muzinöse Zystadenome mit Proliferation der Epithelzellen und Kernabnormitäten aber ohne infiltratives destruktives Wachstum (low potential malignancy);
c) muzinöse Zystadenokarzinome.

III. Endometrioide Tumoren
a) benigne Endometriose;
b) proliferierende Endometriose bis zur atypischen adenomatösen Hy-

perplasie aber ohne infiltratives destruktives Wachstum (low potential malignancy);
c) endometrioide Adenokarzinome (histologisch identisch mit den Adenokarzinomen des Endometriums).

IV. Mesonephrische (oder hellzellige) Tumoren
a) benigner mesonephrischer Tumor;
b) mesonephrischer Tumor mit Proliferation der Epithelzellen und Kernabnormitäten aber ohne infiltratives destruktives Wachstum (low potential malignancy);
c) mesonephrische (oder hellzellige) Zystadenokarzinome.

V. Unklassifizierbare Karzinome

Pathology of the Female Genital Tract

Editor: **A. Blaustein**
2nd edition. 1982. 1249 figures (39in full color). XIX, 939 pages
Cloth DM 188,-. ISBN 3-540-90574-X

Updating a highly acclaimed classic reference, this second edition
augments the scope and contents of its predecessor. Widerly respec-
ted contributing authors have provided additional comprehensive
discussions of topics that have become increasingly important since
the publication of the first edition. The expanded coverage includes:
clinical correlations (summaries of symptoms, treatment, prognosis
and diagnostic modalities); laser use and colposcopy; prenatal exposure to diethylstilbestrol (DES); malignant diseases; and all classes
of congenital and acquired conditions seen in women. High quality
micrographs and outstanding illustrations complement the text. No
other presentation on this topic is as comprehensive in breadth and
depth, making*Pathology of the Female Genital Tract* the most
valuable reference for pathologists, gynecologists and gynecology
residents available today.

Ovarialtumoren

Herausgeber: **G. Dallenbach-Hellweg**
1982. 152 Abbildungen, 38 Tabellen. IX, 306 Seiten (163 Seiten in
Englisch).
Geheftet DM 98,-. ISBN 3-540-11327-4

Inhaltsübersicht: Einführung. – Epidemiologie. – Klinische Sympto-
matik. – Morphologie. – Experimentelle Erzeugung. – Neue
Aspekte der Chemotherapie. – Sachverzeichnis. – Subject Index.

Die Ovarialtumoren gehören heute zu den häufigsten Tumoren des
weiblichen Genitale. Ihre morphologische Differentialdiagnostik
und die sich darauf aufbauende gezielte Therapie ist aufgrund der
Vielfalt dieser Tumoren ungleich viel komplizierter als bei Tumoren
anderer Organe.
Dieses Buch gibt einen umfassenden Überblick über die gesamte
Problematik der Ovarialtumoren, angefangen von der Epidemiologie, über die klinische Diagnostik bis hin zur ausführlichen morpho-
logischen Differentialdiagnostik. Diese baut auf der modernen, der-
zeit weltweit anerkannten histogenetischen Klassifikation der WHO
auf, welche anhand der Erfahrungen an drei deutschen großen
Frauenkliniken kleine Ergänzungen und Variationen erfährt. Der
abschließende Teil befaßt sich ausführlich mit den modernen Möglichkeiten einer gezielten Therapie der Ovarialtumoren auf der
Grundlage der histologischen Diagnostik. Dabei steht die Chemotherapie im Vordergrund. Diskutiert werden außerdem die modernen Möglichkeiten eines Rezeptornachweises im Tumorgewebe im
Hinblick auf die Frage einer Hormonbehandlung.

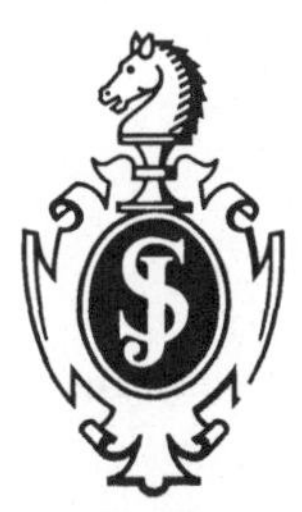

Springer-Verlag
Berlin
Heidelberg
New York
Tokyo